JN233734

健康心理学基礎シリーズ
①

健康心理学概論

日本健康心理学会 編

実務教育出版

カバーデザイン──道吉 剛・辻村亜紀子
Cover Design by Michiyoshi Design Laboratory Inc. 2002

シリーズ刊行にあたって

　新しい世紀を迎えて，心理学の世界にも大きな変化が生じている。それは病人の問題，あるいは病理の発見に集中する学問的姿勢の改革である。人間のネガティブな側面よりもポジティブな側面へ視点を移し，またホリスティックな立場に立って，"うつ"といった傾向ではなく，人間そのものの自主的，主体的な活動に関心を向ける時代になった。健康心理学はその立場に立って，原理と方法を着実に展開している。

　2000年の初めに"心理学"の国際版として，国際心理学連合（The International Union of Psychological Science）の手により，初めて，新しい「心理学のテキスト」が刊行された。また2001年には，健康心理学国際委員会によって『健康心理学ハンドブック』が出版されている。その主要な特徴は人間主義の立場が鮮明に主張されている点である。

　21世紀の心理学のモデル的ハンドブックの主旨に合わせ，また日本文化の中で生きている"人"という視点も加えて，今回日本健康心理学会創立15周年記念事業の一環として，4部門の「健康心理学基礎シリーズ」を公刊することとなった。すなわち，健康心理学概論，健康心理アセスメント概論，健康心理カウンセリング概論，健康教育概論の4巻である。

　日本健康心理学会は，これまで『健康心理学辞典』の編集，健康心理士認定制度の実施，各大学の新設学科・大学院の健康心理学カリキュラム設定への援助などを行ってきたが，これらの経験や健康心理学関係者の意見から，健康心理学の基本となるテキストの必要性を痛感してきた。このたびの「健康心理学基礎シリーズ」の刊行は，健康心理学をより広く発展させるために，また学会の基本的役割として社会的要請に対応しようとするものである。

新しい人間主義的立場から，またポジティブな視点から，変化の激しい時代に"人"が健康で幸せな人生をおくるための"健康心理学"の原理と方法を明確にまた具体的にこのシリーズが解明している。われわれの学会が中心となり第一線の研究者の協力を得て，このシリーズが刊行されることになったことは，健康心理学の歴史に輝かしい道標を打ち建てることになるものと確信している。

日本健康心理学会
理事長　**本明　寛**

編集責任者のまえがき

　本書は，日本健康心理学会が創立15周年記念事業の一環として企画した「健康心理学基礎シリーズ」の第1巻である。健康心理学は新しい学問であり，しかも日々急速な発展を遂げつつあるので，概論としてどれだけの内容を盛るべきかについての定説はない。しかし概論である以上，健康心理学の全領域をカバーする必要がある。われわれは，健康心理学に関する研究，学会活動の経験に基づいて，その内容を決定した。

　本書の構成としては，はじめに健康心理学への入門として，その概念と基本を理解するために，健康心理学とは何か(第1章)，健康心理学の基礎理論(第2章)，健康を維持するために必要な生理的メカニズム(第3章)，を取り上げた。

　次に，現代社会で関心の高いストレスの理論と，日常生活のストレスが健康や疾病に及ぼす影響のメカニズム，ストレスと対処法（第4章)，を取り上げ，健康とパーソナリティ(第5章)では，アイゼンクのパーソナリティ理論を中心に，健康をつくるパーソナリティ，疾病を誘発するパーソナリティなどについて取り上げた。

　健康心理学の大きなテーマである，健康行動と生活習慣については，健康行動を促進するための生活習慣の形成(第6章)，健康阻害要因となる運動不足，肥満，飲酒，喫煙等については，健康行動と疾病予防(第7章)，三大生活習慣病の癌，冠状動脈性心疾患，脳卒中のほか糖尿病，消化性潰瘍などを，生活習慣病の予防と健康心理学（第8章)，として取り上げた。病人，高齢者，障害者に関心の高い社会的支援やヘルスサービスについては，ソーシャルサポートとヘルスケアシステム（第9章)，として取り上げている。

　健康心理学の専門知識・技術および実践として重要な，健康心理アセスメント，健康教育，健康心理カウンセリングについては，続巻で

まとめることとしているが，第1巻ではその概要を，健康心理アセスメントの方法（第10章），健康教育の場と実践（第11章），健康心理カウンセリングの基本（第12章），としてまとめている。

最終章では，健康心理学の将来展望（第13章）として，広い視野から日本の現代の健康心理学研究の問題点を指摘し，将来の発展のためにあるべき理想について提言している。

編集責任者としては，読者対象を健康心理学を学ぶ学部学生を中心として，医療，福祉等の関係者向けに設定し，健康心理学の入門書を目指したが，最先端の研究を含めて執筆された部分もあり，全章にわたっての記述水準の調整には十分意を尽くせなかった。

最近，心理学専攻者以外で，日本健康心理学会への入会申請や研修会への参加者が目立っている。その専攻は，医学，看護，保健，栄養，福祉，公衆衛生，体育，教育，矯正などきわめて多岐にわたっている。それだけ各方面から健康心理学への関心と期待が高まっている証拠である。

当初，心理学の一分野としてはじまった健康心理学は，今日では健康と疾病に影響する生物的，心理的，社会的，行動的，文化的諸要因に関係するので，隣接諸科学と連携・協力して研究活動や実践活動を進める必要がある。健康心理学はまさに21世紀に大きく発展が期待される学際領域の学問である。謙虚な態度で関連領域に学び，健康の維持・増進と疾病の予防に健康心理学の知識と技術を役立てなければならない。

本書は「健康心理学基礎シリーズ」の第1巻であるが，第2巻の『健康心理アセスメント概論』も同時期に刊行される予定になっている。続いて，第3巻の『健康心理カウンセリング概論』，第4巻の『健康教育概論』が刊行される。これらで学ぶことにより，健康心理学に対する理解が深まり，今後の学問的研究の発展の端緒となることを期待したい。

本書の刊行にあたり，要務多端にもかかわらず執筆を快諾され，短

期間に原稿をまとめていただいた執筆者各位に深甚の謝意を捧げたい。また，出版を引き受けていただいた株式会社実務教育出版池澤徹也社長，企画編集に協力を惜しまれなかった編集部蓑地一夫課長ならびに編集担当の檜山久美さんはじめ関係各位に心からの感謝を申し上げる。最後になったが，本出版にあたり，格別のご高配ご支援をいただいた実務教育出版の小林恒也会長に厚く御礼を申し上げる次第である。

2002年3月

編集責任者　山本多喜司
野口京子

目　次

シリーズ刊行にあたって/ i
編集責任者のまえがき/iii

第1章　健康心理学とは ―――――――――――― 3
　1　健康の概念の変遷/3
　2　健康心理学の台頭/7
　3　健康心理学の成立と発展/10
　〈topics〉ポジティブ心理学/14

第2章　健康心理学の基礎理論 ―――――――――― 15
　1　行動理論/15
　2　認知理論/17
　3　発達理論/18
　4　精神分析理論/20
　　1　フロイトの精神分析/21
　　2　ユングの分析心理学/22
　　3　アドラーの個人心理学/24
　　4　その他の精神分析学派/24
　5　人間主義の心理学/25
　　1　マズローの自己実現的人間/26
　　2　ロジャーズの自己実現的傾向/27
　〈topics〉児童虐待/29

第3章　健康維持の生理学的メカニズム ―――――― 31
　1　神経系の分類/31
　2　中枢神経系/32
　3　ホメオスタイシスと自律神経系/34
　4　免疫系/36
　　1　非特異的な免疫反応/36
　　2　特異的な免疫反応/37

3　ストレスによる免疫機能の低下/37
    5　内分泌系/39
  〈topics〉ドメスティック・バイオレンス/43

第4章　ストレスと健康 ―――――――――――――――――――45
  1　ストレスとは何か/45
  2　ストレスの理論/47
    1　一般適応症候群/47
    2　ラザルスの心理的ストレス理論/48
  3　ストレスと情動/49
  4　ストレスと対処/50
  5　ストレスと疾患/52
  6　ストレスと健康増進の方法/55
  〈topics〉惨事ストレスカウンセリング/60

第5章　健康とパーソナリティ ―――――――――――――――61
  1　健康をつくるパーソナリティ/61
  2　疾病誘発パーソナリティ/64
  3　タイプAパーソナリティ/66
  4　タイプCパーソナリティ/67
  5　パーソナリティとQOL/70
  〈topics〉笑い・ユーモアと健康/74

第6章　健康行動と生活習慣の形成 ――――――――――――75
  1　健康行動とは/75
  2　健康行動を決定する要因/76
  3　健康行動をつくるモデル/77
  4　ライフスタイルの点検/82
  5　予防行動/83
  6　健康習慣の形成/85
  〈topics〉生活習慣病の低年齢化/88

第7章　健康行動と疾病予防―――――89
　1　運動・栄養・睡眠/90
　　1　運　動/90
　　2　睡　眠/94
　2　安全と事故防止/96
　3　栄養と食行動/98
　4　食行動と肥満/98
　5　飲　酒/101
　6　喫　煙/103
　7　性行動/107
　〈topics〉現代人の睡眠障害/110

第8章　生活習慣病の予防と健康心理学―――111
　1　癌/111
　2　冠状動脈性心疾患/117
　3　脳卒中/119
　4　糖尿病/121
　5　消化性潰瘍/124
　6　慢性疾患および終末期医療/127
　〈topics〉HIVと健康/131

第9章　ソーシャルサポートとヘルスケアシステム―――133
　1　ソーシャルサポートの考え方と働き/134
　2　ソーシャルサポートの測定/138
　3　ヘルスサービスとソーシャルサポート/142
　〈topics〉ソーシャルスキル・トレーニング/149

第10章　健康心理アセスメントの方法―――151
　1　アセスメントの意義と役割/151
　2　信頼性と妥当性/153
　3　アセスメントの種類/155
　　1　アセスメントの方法的分類/155
　　2　アセスメントの内容的分類/157

4 アセスメントの計画,実施,採点,利用/157
   〈topics〉DSM-Ⅳ/160

第11章　健康教育の場と方法 ―――――163
   1 健康教育の定義/163
   2 生涯発達段階と生活の場に応じた健康教育/164
     1 健康教育の時間的・空間的次元/164
     2 生涯発達段階に応じた生涯健康教育/166
     3 生活の場に応じた健康教育/169
   3 健康教育の方法,健康教育プログラムの作成と評価/173
     1 健康教育の方法と進め方/173
     2 健康教育プログラムの実践/175
     3 健康教育プログラムの評価/176
   〈topics〉EAP(従業員援助プログラム)/179

第12章　健康心理カウンセリングの基本 ―――――181
   1 健康心理カウンセリングとは/181
     1 健康心理カウンセリングの特徴/181
     2 健康心理カウンセリングの目標/182
   2 健康心理カウンセリングの理論と方法/182
     1 健康心理カウンセリングの3つの理論的立場/182
     2 健康心理カウンセリングに用いられる主要理論/184
   3 健康心理カウンセリングのプロセスと効果/187
     1 健康的な生活習慣をつくる/187
     2 カウンセリングの効果/187
     3 ポジティブな資質の発見/188
   〈topics〉マインド・コントロール研究と価値観/190

第13章　健康心理学の将来展望 ―――――191
   1 これまで健康心理学で行われてきた研究の問題点/191
   2 これからの健康心理学に課せられた研究分野/197
   〈topics〉女性の健康/202

索引/203

編集責任者

山本多喜司（広島大学名誉教授）
野口京子（文化学園大学名誉教授）

執筆者（執筆順）

本明　寛（早稲田大学名誉教授）　第1章
小玉正博（筑波大学名誉教授）　第1章トピックス，第6章
春木　豊（早稲田大学名誉教授）　第2章1－3
久保田圭伍（桜美林大学名誉教授）　第2章4，5
野間和子（野間メンタルヘルスクリニック名誉院長）
　　　　第2章トピックス，第3章トピックス
山崎勝男（早稲田大学名誉教授）　第3章
上里一郎（広島大学名誉教授）　第4章
三浦正江（東京家政大学教授）　第4章
野口京子（文化学園大学名誉教授）　第4章トピックス，第12章
重久　剛（元東京家政学院大学教授）　第5章
髙下保幸（元福岡大学教授）　第5章トピックス
津田　彰（久留米大学教授）　第6章トピックス
茨木俊夫（元埼玉大学教授）　第7章
堀　忠雄（広島大学名誉教授）　第7章トピックス
小川　浩（元中部大学教授）　第8章1，2
佐々木雄二（筑波大学名誉教授）　第8章3－6
山崎久美子（防衛医科大学校准教授）　第8章トピックス
上野徳美（大分大学教授）　第9章
寺澤美彦（日本福祉教育専門学校）　第9章トピックス
肥田野直（東京大学名誉教授）　第10章
稲松信雄（東邦大学名誉教授）　第10章トピックス
山本多喜司（広島大学名誉教授）　第11章
内山喜久雄（筑波大学名誉教授）　第11章トピックス
高橋　直（元東京都市大学大学院客員研究員）　第12章トピックス
木下冨雄（京都大学名誉教授）　第13章
森　和代（桜美林大学名誉教授）　第13章トピックス

健康心理学概論

第1章
健康心理学とは

1　健康の概念の変遷

心と体——二元論から複合論へ
　『健康心理学入門』(Gatchel, Baum, & Krantz, 1989) の歴史的概観の章で,「ルネッサンス期の身体医学の出現で, 心が体に影響するという信念は非科学的な考えとされるようになったのである。心と魂を理解するということは宗教や哲学の領域の問題で, 体を理解するということは身体的医学の分野のことと考えられた。心と体は別々に機能し, 2つは独立したものという二元論が以後長く受け入れられることになる」と述べている。われわれのいわば長い間常識ともいえる考え方である。しかし, これを支えたのはデカルト学派で「心と体は全く別のもの」とした。その上, 思想的見解とともに19世紀に入り,「ある微生物がある疾患を引き起こすという発見が」さらに二元論的見解を支援した。新しい科学的医学の進展にかかわらず,「このような解釈のできない非常に多くの障害, 疾患が残されたままになっていた」ことも事実である。

しかし，19世紀の中頃からベルナール（Bernard, C.）が「身体的病気に心理学的要因が影響している」ことを主張し，健康と病気を総合的，全体的にとらえる研究が強力に進められるようになった。しかし，その根本的な変化は心理学の科学性を誇る仮説S－Rの中に人間存在の意義を介入させS－O－R（刺激－人間生活体－反応）の図式に改める主張が生じたためであろう。『健康心理学入門』の中で，「今日，心と体は分離した存在でないという立場をとっている。情動状態の変化は刺激的反応に変化を引き起こすであろう。生理的機能の変化は情動にしばしば変化を起こすだろう」，また「人間が包含されている社会的，物理的環境と相互作用をもつ個々の人間の心と体の複合として，人間を研究することを重視している」と述べている。人間の理解について，さらに現在の心理学的研究の成果は，人間の構造的理解とともにプロセス的理解に発展して，大きな人間理解に革新がなされている。それは現時点の事実とともに，人間の歴史的・過程的理解である。このことは，人間理解のカギとして生活習慣，行動傾向という新しい概念が登場し，人間の健康と幸福に大きな示唆を与えている。わが国の医療においても"成人病"が"生活習慣病"に改められるということが近年生じ，改めて疾病への常識に大きな変化が生じている。

　人間の健康の決定因は各人のライフスタイルの自覚であるという学説も次から次に発表されている。一方，心理学や医学的研究の基本になっている統計的研究に対し，質的研究の重要性も1990年代に入ると強力に言われるようになった。量から質への転換というキャッチフレーズは，学会報告のみでなく，社会のさまざまな場面で口にされるようになった。

新しい健康の概念――人間生活の質の改善
　ストーン（Stone, G. C.）の編集した『健康心理学』（1987）の中でミラー（Miller, N. E.）が"行動研究"から"習慣研究"への心理学の方向転換を提示し，また，「今日の健康心理学の発展状態からして，

質の管理は柔軟性を統合する特段の努力」を必要とすることを力説している。ミラーは，アメリカ心理学会（American Psychological Association：APA）会長就任講演（1969）で，すでに「人間生活の質（quality of human life）の改善」を主張している。この意味内容は，生活の満足，健康状態の不満，ストレス，対人関係の親和感などの個人の見地について"質"が問われる。個人の認知とは主観的であり，個人差も大きい。医療において病気の治療から病人の治療が提唱されているのもそのためである。客観的な体験報告といわれるものも，それには主体的な認知，情動が加味されていることを今日否定する人はいないだろう。

日本健康心理学会10周年記念大会（1997）に，スタンフォード大学教授バンデューラ博士（Bandura, A.）が来日され公開講演をされた。その講演の中で，バンデューラ博士は健康に関して次のように述べた。

「近年，健康の概念をめぐって大きな変革が起きている。すなわち，疾病のモデルから健康のモデルへの転換である。この見地からすると，心理学的な要因と生物学的な要因は，健康の質に対して相互に作用しながら影響を及ぼすと考えられる。健康習慣をコントロールすることによって，人々はより長く生きることができるし，健康にもなり，また老化のプロセスを遅らせることもできる」

また，自己コントロールについて次のように述べている。

「自らの行動によって望ましい結果を引き出すことができると信じないかぎり，その行動をとろうとする気にはならない。自分の健康に自らが何らかの影響を与えることができるという信念は，主に次の2つの点で実際に効果をもたらす。まず，より基本的なレベルとして，ストレッサーに対処するという知覚された効力は，健康と病気とを媒介する生物学的なシステムに影響を及ぼす。2番目のレベルとして，効力についての信念は，変更可能な行動や健康に関する環境的な決定因子に対する直接的なコントロールを促す。このような自己調整メカニズムに関する知識は，効果性が高く，社会的な利用価値の高い健康サ

ービス・システムの発展を導いている」

健康心理学の立場からの健康の定義

"健康"について今日でも，その論点を求めるときに取り上げられる定義はWHO（世界保健機関）が1946年に公表したものである。

1946年に，WHOは「健康とは，身体的，精神的ならびに社会的に完全に良好な状態であって，単に疾病や虚弱でないというだけではない」と憲章の前文で示している。そして，これが人間の基本的権利であるとしている。健康は人間の基本的権利の1つである。

健康を広い立場で，とくに健康心理学の立場から説明したのは，ストーンである。ストーンは健康の定義に2つのカテゴリーがあるとし，1つは理想説，もう1つは方向説をあげている。前者は，生体(organism)の理想状態をいい，疾病は理想状態を損なうものとみるもので，われわれはこの疾病や障害を回復させる努力をすることになる。後者はプラスの価値をもった"方向"を"健康"と考える。この考え方にはより一層健康の方向（プラスの方向）へ進むことが人間として好ましいということになる。しかし，人間の健康を増進させるかあるいは減退させるかは単純に決められないので，この2つの状態の総和として考えることになろう。

健康を個人の問題として考えると同時に，集団，国家，世界という広い公的視点から考えることが21世紀を迎えて，大きな課題となっている。したがって健康の定義もWHOのあげている「身体的，精神的，社会的に完全な良好な状態」に「文化的」を加えるべきだとする学者も少なくない。

2 健康心理学の台頭

ストレスフル社会とストレス対処の研究

　21世紀こそ人間の時代，こころの時代といわれている。この意味は"生活の仕方"とともに"生き方"に豊かさ，明るさ，健やかさを求める時代が到来していることを表明しているものである。

　"激動する社会"という言葉は今日の日本の社会状況を表すのにぴったりしているとよくいわれる。これを心理学的にいえば"ストレスフル社会"ということであろう。毎日毎日事件が起こり，それが自分と無関係でないように多くの日本人が受け止めていると思うのである。

　2001年9月に生じた米国同時多発テロ事件で米国人のみでなく，遠く離れた日本においても心の二次被害を受けて，日常の話題になっている。心的外傷後ストレス障害（Post Traumatic Stress Disorder：PTSD）という専門用語も広く普及し，PTSD対策が緊急政策として各国でとられている。健康心理学の台頭の背景として，このストレス研究とその具体的な救済方法についての実践的研究に健康心理学が専門的に取り組んだことである。

　ストレス度の尺度としてワシントン大学の精神科医ホームズとラーエ（Holmes, T. H., & Rahe, R. H.）が1967年に生活変化ユニット（Life Change Unit：LCU）を発表している。彼らの研究によると10年間に400人の被験者を対象として，生活変化単位数（うれしいこと，不快なことについて）と健康上の変化に一定の関係が見出された。ホームズらはもしこのLCUが300点以上になると一定期間内に重病になると予測した。

　しかし，出来事に対する本人の主観的，主体的な評価・判断を抜きにした，こうしたいわば統計的資料に対するその後の批判は大きく，

今日の健康心理学の立場を支援するラザルス（Lazarus, R. S.）の「ストレス対処の仕方に関する研究」に今日のストレス学の進歩，発展をみることができる。全体的・多面的立場に立ったストレス対処について，ラザルスは次のように述べている。

「対処のプロセスや各対処法の効果というものは，人それぞれのパーソナリティ特性やストレスの出来事の内容，その出来事の変化（進展）の度合い，それとの遭遇の仕方，そしてさらに各個人の主観的健康感（subjective well-being）やものの見方・考え方，社会的有能性，そのときどきの身体的健康度（somatic health）などの織りなすコンテクストの全体に依存するものなのである」(1999年9月日本健康心理学会特別講演記録より)。ラザルスは健康心理学の背景理論を意識して明確な提言をしており，今日われわれの健康観に大きな影響を与えている。

ストレスおよび疾患に関する研究成果

特に『ストレス，評価と対処』(Stress, appraisal and coping, 1984)『ストレスと情動』(Stress and Emotion, 1999) によって，ラザルスは健康心理学者としての理論と方法を明確に示した。ストレス対処を「問題中心の対処」と「情動中心の対処」に分けて，「問題中心の対処と情動中心の対処とは（相反するものではなく，また個々別々に，単独に働くものでもなく）互いに補い合って，ストレス状態からの脱却を可能にするものなので，どのような場合でも，健康に及ぼす対処努力の全体の成果が，2つの対処の働きの間の，互いのどのような"促進関係（each facilitates the other）"によってもたらされるのかということを，見出すことが必要になる」と述べている。

ラザルスは「ストレスは情動の一部である」という学説を長年のストレス研究の結果から宣言していることもよく知られている。ネガティブな内容の情動をポジティブな内容の情動に転換するという対応が考えられるようになった。

「ストレスは情動の下位概念であり（Lazarus, 1993），健康心理学に

おいて重要な概念は，比較的単純なこれまでのストレスのとらえ方ではなく，複雑な情動に関する考え方である」とも述べている。ラザルスのこうした考え方の結論として，健康予測についての明確な考えを示している。

「整理していうと，もし高い自己評価をもっていた場合には，ストレスの次にはおそらくポジティブな健康が続き，もし大きな社会的支援(social support)をもっている場合にも，同じことがいえます。また，もし低い自己評価をもっている場合には，ストレス後には疾病の増強が続き，低い社会的支援をもっている場合にも，ストレスの後には疾病が続きます」

さらに，心が体の疾患に影響するという，今日のホリスティック(holistic)な立場を支持するタイプA研究の成果である。ローゼンマンとフリードマン (Rosenman, R. H. & Friedman, M.) が1967年に「タイプA行動」として発表した研究である。「冠状動脈の病気にかかりやすい人の行動パターン」として紹介され，やり手ビジネスマンの特性として常識化されてきた。タイプAの特徴として，強い達成努力，競争心，短気，敵意，せわしなさ，孤立などの特性をあげている。冠状動脈の病気にかかりやすい行動をとらないタイプBの人と比べ交感神経の興奮を多く生じることが研究成果として知られている。

1996年にフリードマン (Friedman, M.) によって，『タイプA行動：その診断と治療』が発刊され，その後の彼らの長期にわたる研究成果がまとめられている。

今日"健康心理学"が重視される点を考えてみると，ストーンがいう次のような提言がその要点を示している。

「現代心理学は，職業的実践も取り入れている。そのような実践領域の定義には，多くの論議と活動の合法性や準合法性の問題がある。ここでは，実践の細部には立ち入らずに，職業的健康心理学とは心理科学から発生した介助活動であると定義する。その目的は，各個人の健康にかかわる経験や行動を変容させることにあり，その仕方は，直接

的であったり，他人の健康に影響を与える活動をしている人びとの経験や行動に働きかけるものであったりする」

　健康心理学の成立の背景にはこのような現実的・実践的活動による効果に視点がおかれたことも見逃すことはできない。

3　健康心理学の成立と発展

健康心理学の公式の定義

　APAで，1978年に第38部会として健康心理学部会が認められ，マタラゾー（Matarazzo, J. D.）が初代の会長に選出された。同部会はその後7年で2500名を超えるメンバーをもつようになっている。APAの健康心理部会で1980年に，健康心理学の公式定義を次のように決定した。その原案はマタラゾーによって作られたものといわれる。「健康心理学とは健康の維持・増進，疾病の予防・治療，健康・疾病・機能不全に関する原因・診断の究明，およびヘルスケア・システム（健康管理組織）・健康政策策定の分析と改善等に対する心理学領域の特定の教育的・科学的・専門的貢献のすべてをいう」

　この定義は21世紀の今日でも広く取り上げられており，とくに健康心理学専門家の活躍の領域がわかりやすく説明されている。

　『健康心理学』の初めにストーンらは簡潔な定義を行っている。「専門的健康心理学は心理学から派生した介入活動と定義できる。その目的は各個人の健康に関わる経験や行動を変容させることにあり，関わり方は直接的であったり，他人の健康に影響を与える活動をしている人の経験や行動への働きかけを通してであったりする」

　この定義の特色は，健康に問題をもつ人の行動（習慣）にみられるゆがみを改善する介入活動であるとしている点である。健康心理学の対象を極めて狭く考えると，この個人の行動傾向（習慣）の改変や変

化といえるであろう。

　「またヘルスケア・システム，健康政策策定の分析と改善」という社会的，公的な活動も取り上げていることは，単純な個人的介入にのみ限定していない点も注目に値する。今日の状況では，健康心理学のこのような社会的，公的な活動を十分に考えるべきものと思う。

　日本健康心理学会はIUPsy（国際心理科学連合）のホルツマン博士（Holtzman, W. H.）の助言によって1988年に創立した。初代の会長は本明寛で，当時日本心理学会理事長として，ホルツマンと直接交渉をしていたためである。

　日本健康心理学会は現在，英文『Japanese Health Psychology』（年1冊），『健康心理学研究』（年2冊）を発刊しているほかに，『ヘルス・サイコロジスト』（年間4号・12ページ）を新しい情報，会員相互の連絡誌として発刊している。2001年までに14回の大会を開き，また1993年，1995年，1999年の3回国際会議を開催した。会員数は約1800名を数えている。

健康心理学への期待と課題

　健康心理学が21世紀に期待されているのはどのような理由からであろうか。そしてどのような社会的役割と意義をもっているのだろうか。ストーンは健康心理学の意義は心理学の知識と方法をヘルス・システムの問題に応用することにあるとし，とくに応用の中核となる「知識の拡大と変革」の必要性をあげている。健康心理学部会がアメリカで問題になった頃の状勢では，極めて素朴な「健康で長生き」という人生上の価値に対応するということがやはり大きな意義であった。しかし，学問的には，心と体の強い関連について，ストレス研究を通して認知機能，対処様式などの新しい課題が提供されたことに，大きな意義があった。

　2000年の春に出版された『国際心理学ハンドブック』（The International Handbook of Psychology）では心理学の応用部門として，臨

床心理学，健康心理学，教育心理学，労働・組織心理学，応用社会心理学等があげられ，シュワルツァー（Schwarzer, R.）が健康心理学について解説している。とくに健康心理学のもっとも重要な研究と実践の課題としてストレスをあげている。シュワルツァーは「人生は多かれ少なかれストレスフルなものであり，継続的ストレスは強い。また慢性的疾患に，あるいは身体的機能障害になる。ストレスは免疫システムを危うくし，伝染病や腫瘍疾患へ人々を罹患しやすくする」と述べている。

このストレスに有効な対処のキー概念として，自信，信念，ソーシャルサポートをあげ，健康心理学者は医学，パブリックヘルス，ヘルスサービスのような諸学，諸技法の研究者と討議，協力関係を必要とすると述べている。「健康心理学の果たすことのできる特別の貢献は未だ完全に理解され，承認されていない。しかし，健康心理学が有望で有力な心理学的場面に深く根ざしていることをまた健康科学と健康実践の進歩のために有効であることを」広く認識させる努力をするべきだと述べている。

2001年に公刊された『健康心理学ハンドブック』（Handbook of Health Psychology; Baum, Revenson, Singer）のイントロダクションをリベンソンとバウム（Revenson, T. A. & Baum, A.）が書いている。その中で，「健康心理学は過去四半世紀にわたり，健康と疾病に介在するところの，認知的，行動的，認知－行動的，パーソナリティ，発達の因子についてのわれわれの理解に大きな進歩をもたらす努力をしてきた。しかしわれわれは進むべき多様な長い道程を前に，ひと休みする暇もない」と結んでいる。

文 献

バンデューラ A. 本明 寛・野口京子・春木 豊・山本多喜司(訳) 1997 激動社会の中の自己効力 金子書房
(Bandura, A. 1995 *Self-efficacy in changing societies*. Cambridge：Cambridge University Press.)

Baum, A., Revenson, T.A., & Singer, J. E. 2001 *Handbook of health psychology*. NJ：Lawrence Erlbaum.

フリードマン M. 本明 寛・佐々木雄二・野口京子(訳) 2001 タイプA行動の診断と治療 金子書房
(Friedman, M. 1996 *Type A behavior：Its diagnosis and treatment*. New York：Plenum Press.)

ギャッチェル R. J.・バウム A.・クランツ D. S. 本明 寛・間宮 武(監訳) 1992 健康心理学入門 金子書房
(Gatchel, R. J., Baum, A., & Krants, D. S. 1989 *An introduction to health psychology*. New York：Newbery Award Records.)

Pawlik, K., & Rosenzweig, M.R.(Eds.) 2000 *The international handbook of psychology*. Sage Publications.

ラザルス R. S.・フォルクマン S. 本明 寛・春木 豊・織田正美(監訳) 1991 ストレスの心理学 実務教育出版
(Lazarus, R. S., & Folkman, S. 1984 *Stress, appraisal, and coping*. New York：Springer.)

ラザルス R. S. 重久 剛(訳) 2000 ストレス対処の仕方に関する研究方法上の問題点 健康心理・教育学研究, **6**(1), 1-12.
(Lazarus, R. S. 1999 How we cope with stress.)

ストーン G. C. 本明 寛・内山喜久雄(監訳) 1990 健康心理学 実務教育出版
(Stone, G. C. 1987 *Health psychology*. Chicago：The Universiy of Chicago Press.)

《topics》
❖ポジティブ心理学

「ポジティブ心理学」は，最近セリグマン（Seligman, M. E. P.）らによって提唱されている新しい心理学の動きです。セリグマンは「心理学が人間の病理的側面のみに目を奪われているのは誤った考え方である。心理学はもっと人間の積極的な側面に目を向けるべきである」と主張し，不安，恐怖，攻撃性，衝動性といった人間のネガティブな側面よりも，勇気，楽観性，忍耐力，独創性，寛容さ，柔軟さ，愛他性，礼節，英知といったポジティブな側面について研究することの重要さを指摘しました。

こうした主張からもわかるように，ポジティブ心理学のアプローチは健康生成的（salutogenetic）です。その課題は主観的幸福感をもたらす個人特性や，それを獲得，育成するための要因を示すことにあります。具体的には，ポジティブ体験，ポジティブな人格の育成という個人次元の問題と，ポジティブな人間関係と共同体の創生という社会次元のテーマにまとめることができます。

・ポジティブな人格形成──不運な出来事のために容易に自分を見失ってしまう人がいる一方で，こうしたネガティブな体験に打ち負けることなく，立ち直りの早いポジティブな人もいる。その背景にはポジティブ感情を支える素質，性格要因，社会関係，価値志向性などの諸要因が考えられるが，ポジティブ心理学はこれらの問題について明らかにしようとしている。さらに，ポジティブ心理学では人間を自己組織的で自己指導的存在であるとみなす。「自己決定力」はポジティブな人格形成にとって最も重要な要因であり，その発達が主観的幸福感を育成すると考えている。しかし，ポジティブ心理学では環境との調和を欠いた過度な自己の追求は葛藤をもたらし，むしろ不適応のリスク要因になる，とする。

・ポジティブな共同体の創生──ポジティブ心理学は人々が寛容で共生的である社会の実現を目指している。そのためには，良き市民としての心理的特性（責任感，礼儀，寛容さ，職業倫理など）がどのように育成されるかを明らかにすることが課題となる。これらの特性は社会を支え，人との絆を強化・促進させるための重要な教育課題であり，特に青少年段階で体験するボランティア活動などで育まれる自発性やモラル，家族教育による英知の育成などと関連性が指摘されている。

ポジティブ心理学の取り組みは始まったばかりです。解明すべき課題も山積していますが，今後の発展が注目されています。

（小玉正博）

第2章
健康心理学の基礎理論

1 行動理論

　健康にとって生活習慣は重要な条件である。生活習慣の形成や変容は生活行動の学習のことである。行動（B）は B=f（P, E）と表現されるように，生活体（P）の条件と環境（E）の条件によって決定される。したがって行動習慣の形成（学習）は生活体や環境の条件を操作することによってなされる。
　行動は先行状況（手がかり刺激，動機）―生活体―後続状況（結果，強化）という構造をなしている。学習のメカニズムについてはいろいろな理論が提唱されているが，強化理論が基本的なものである。行動習慣はその行動をした結果，動機を満足させる強化（報酬，好ましいフィードバック）があるならば強められるというものである。そしてこのような経験を積み重ねることによって，その習慣は強固なものになっていく。逆にすでに形成されている習慣を消滅させることも学習の課題である。このことは原理的には，形成の場合と反対にその行動をしても強化がないようにすることである。

ある行動について習慣が形成されていると，ある時点でのその行動の強さは，E=f (H×D) で表すことができる。Eは実行行動の強さ，Hはその行動の習慣の強さ，Dは動機づけの強さである。これが行動理論の基本原理である。したがって生活習慣の形成や変容については，その行動を起こしている先行条件や結果（強化）条件を分析（行動分析）して，それらを操作することでなされる。これが行動療法（行動変容法）である。

　行動は結果（報酬など）の条件によって影響を受けることのほかに，その行動を実行することに対する自信によっても影響されるということが，バンデューラ (Bandura, A.) によって主張された。すなわち行動は結果に対する期待と実行できるかどうかに対する期待 (self-efficacy：セルフエフィカシー) によって決定されるというものである。したがって行動を変容するためには，結果条件を操作するだけでは不十分で，セルフエフィカシーを高めることも考えなければならない。

　学習は直接体験，すなわち試行錯誤を繰り返すことによって次第に形成されていくのが基本的な過程である。しかしとくに人間の場合，学習はこれにかぎらない。たとえば見聞学習という言葉があるように，他人の行動を見ただけで学習できる。これを観察学習（社会的学習）という。モデルを通しての学習なので，モデリング (modeling) ともいう。また言葉で説明（教示）されるだけでわかってしまう学習（教示学習）もある。観察学習（モデリング）も教示学習も言葉を介して見たり，聞いたりするだけでわかってしまうことであり，生活習慣はとくに意識して訓練するまでもなく，日常生活の見聞の中で形成されているといえる。

2 認知理論

　認知とは外界から入ってくるさまざまな刺激や情報を受け取り，それらを主体的（能動的）に解釈し，意味づけるという精神的活動である。これは知覚，記憶，思考，言語（概念）といったものの一貫した活動である。

記　憶
　認知活動の中で基本的な過程は記憶であり，それは認知活動の基盤である。記憶のメカニズムは，まず外界から刺激が入ってきたら，感覚記憶（印象）として残り，それが次に短期記憶として貯蔵される。これは数秒の単位で減衰してしまうので，これをリハーサルすることによって長期記憶に貯蔵することで，ようやく長い保持ができるようになる。
　記憶されたものは忘却される。忘却のメカニズムについてはさまざまな説があるが，現在もっとも有力な説は，検索の失敗説である。これは，記憶されたものは保持されているが，取り出すことができないことによるとするものである。よく分類されて保管されている本は取り出すのは簡単であるが，でたらめに保管されていると取り出せないことと似ている。よく分類することを記憶では処理水準の深さという。忘却に関してはこの説のほかに，類似しているものは相互に干渉しあってどれがどれだかわからなくなることだという，干渉説がある。

概　念
　概念（言語）は認知活動の本質をなすものである。概念とはさまざまな事象に共通性や類似性を見出し，それに名称をつけてまとめて（カ

テゴリー化）事象を理解するという認知活動である。概念には内包するものが狭いもの（具体的）から広く深いもの（抽象的）まであり，階層をなしている。概念は学習によって形成されるものである。これは個々のさまざまな事象を経験していく中で，それらの中に共通性を発見していく過程である。その共通性にはいわば深さ（抽象度）があり，深くなるほど抽象的な概念になる。たとえば，ゴールデンデリシャスと紅玉，サンふじなどはリンゴという概念にまとめられる。ラ・フランスと幸水，二十世紀などはナシという概念にまとめられる。さらにリンゴとナシは果物という概念にまとめられる。果物はリンゴやナシよりも抽象性が高いといえる。

概念の機能

概念はそれが形成されると，さまざまな事象を容易に理解することができるようになる。ある木がリンゴの木であり，ナシの木であると理解できれば，その木にいつ実がなり，その実はどんな味がするか，一度に理解することができる。概念はこのように有効なものであるが，逆に有害になることもある。たとえば冷蔵庫という概念について，ものを冷やす箱と概念化してしまうと，それは恒温箱であるという本来の機能の理解を妨げてしまうことになる。このように概念は構えやビリーフ（信念）となり，創造的な思考を妨げることもある。認知療法はこのような固着したビリーフを改変するための技法である。

3　発達理論

人間はさまざまであり，個人差がある。また一人の人間でも時の経過（年齢）によって変化していく。そして年齢段階（発達段階）によって行動に特徴がみられる。各発達段階の特徴を理解することによっ

て，その段階の人間を理解することができ，また適切な対処の仕方を考えることができる。

発達段階の区分
　発達段階の区分は個人差もあり，厳密に線引きができるものではないが，大まかな区分がされている。①乳児期（1～2歳），②幼児期（2～6歳），③児童期（6～12歳），④青年期（12～20歳），⑤成人期（20～40歳），⑥壮年期（40～60歳），⑦老年期（60歳～）である。それぞれの名称や年齢区分には諸説があるが，上記のものはほぼ一般的に認められるものであろう。

発達段階の特徴
①**乳児期**　感覚的，本能的な活動の時期である。知的活動ではピアジェ（Piaget, J.）によれば感覚運動期といわれる時期であり，感覚に支配されている。感情も快－不快といった基本的なものが支配的である。この時期は母子間の基本的な関係が形成される（アタッチメントの形成）。エリクソン（Erikson, E. H.）によれば，信頼対不信の対立を乗り越えるときである。
②**幼児期**　知的活動は言語の獲得によって発達し，ピアジェによれば，前操作期といわれる。思考は内在化されるが，まだ未熟である。社会的な感情が芽生えてくるが，まだ自己中心的である。基本的な生活習慣を形成する時期であり，エリクソンによれば，自律性対恥・疑い，また自発性・積極性対罪悪感の対立を乗り越える時期である。
③**児童期**　ピアジェによれば具体的操作期であり，感覚・知覚に支配されないで考えることができるようになる。自己中心的状態から脱却（脱自己中心化）し，他者の立場に立って考えたり，感じたりでき，社会的感情（道徳的感情，規範的感情）をもつようになる。学習をし，仲間集団で遊ぶ時期である。エリクソンによれば，勤勉対劣等感の対立を乗り越える時期であるという。

④青年期　知的には完成の時期に到達し，ピアジェによれば形式的操作期であり，論理的・抽象的な思考となる。自我が芽生え，それが成長していく時期である。それは親からの分離独立を意味している。エリクソンによれば，自己同一性（アイデンティティ）の獲得とその喪失との葛藤の時期である。
⑤成人期　独立し，配偶者を得，職業を選択し，家庭を構成し維持していかなければならない。エリクソンによれば，他者のアイデンティティとの融合をはからなければならず，親密性対孤独の対立を乗り越える時期であるという。
⑥壮年期　家庭や社会の中で地位を占め，責任をもつ時期である。また世代の交代を経験していく時期でもある。エリクソンによれば，世話の時期であり，世代性対自己陶酔（埋没）の対立である。
⑦老年期　集大成と同時に衰退の時期である。エリクソンによれば，統合対絶望の対立である。この時期には英知を発揮しなければならないのである。

以上のように各発達段階にはその年代ならではの特徴があり，また固有の問題がある。このことを理解したうえで，対応しなければならない。

4　精神分析理論

精神分析はフロイト（Freud, S.）に始まる。彼は人間の心の深層に潜む無意識を発見し，それを体系づけ，"精神分析"という学問を創始した。無意識の研究は，フロイト以後も，多くの優れた学者により深められ，心理学だけでなく，文学や芸術など多方面に幅広い影響を及ぼし，現代に至っている。

1　フロイトの精神分析（psychoanalysis）

パーソナリティの構造

　フロイトによると，パーソナリティはエス，自我，超自我の3つの体系から構成されている。彼はこの3体系と意識－無意識をあわせて，次のような精神装置の図式（topography）を描いた（図2－1）。
　エス（Es）とは，自分の意志でコントロールすることが難しい本能的・欲動的な心的なエネルギーのことであり，これは"快感原則"に従って働く。これに対して自我（ego）は，現実をよく調べ，合理的に反応し，調和し，適応することにその役割がある。すなわち自我は，外界のさまざまな要請と内界のエスや超自我の要求の双方をうまく調整する。これは"現実原則"と呼ばれる。超自我（super ego）は，しつけを通して親の要求や禁止が内在化したものであり，その基本的な役割は自我を監視すること，いわば自我の検閲官のようなものである。

パーソナリティの力学

　エス，自我，超自我というパーソナリティの3つの体系を動かすエネルギーはリビドー（libido）と呼ばれる。このエネルギーはパーソナリティの3体系の間でさまざまな交換がなされる。フロイトは物理学におけるエネルギー恒存の法則の影響を受け，心的エネルギーの配分についても，その観点からとらえた。端的にいえば，心的エネルギーがエスに多く配分されている人は衝動的であり，自我への配分が多い人は現実主義的であり，超自我への配分の多い人は道徳主義的であるということができる。この三者のうちパーソナリティの中枢をなすのが自我である。そこで問題になるのが自我の防衛機制である。精神的健康を維持するためには，この自我防衛機制が順調に働くことが必要である。この点で自我は精神分析の中心テーマでもある。

2 ユングの分析心理学 (analytical psychology)

人間の心

フロイトの無意識が抑圧された願望や欲求（主に性的なもの）であるのに対して，ユング（Jung, C. G.）は無意識はそのような内容ばかりではなく，創造的なものも内蔵していると考えた。彼は無意識を，個人的無意識と普遍的無意識に分けたところに特徴がある(図2－2)。

個人的無意識は，かつて意識されていた経験内容が抑圧や忘却によって無意識になったものと，経験はしたが，意識化されるだけの強さがなく，それが何らかの方法で心の中に痕跡として残って無意識になったものとがある。この個人的無意識の中にコンプレックスが存在する。神経症は，意識の中心としての自我が無意識界のコンプレックスによって支配される場合に生じるのである。これに対して普遍的無意識（集合的無意識の訳もある）は，人間なら誰でもが共通にもってい

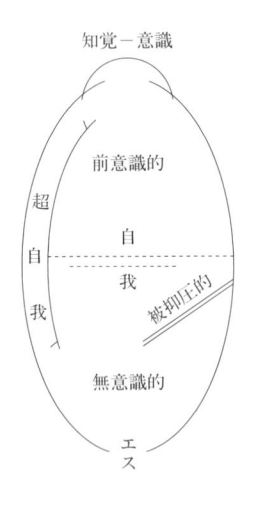

図2－1　フロイトの精神図式
（フロイト，1969）

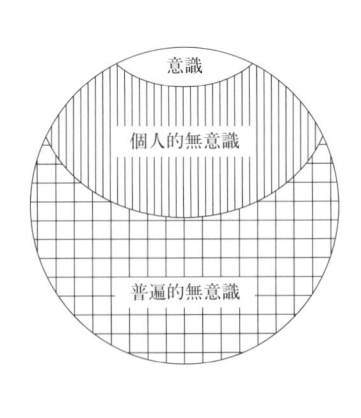

図2－2　ユングの心の構造
（河合，1967）

る無意識で，パーソナリティの基盤をなすものであり，人類のこころの遺産と可能性の貯蔵庫である。ユングはこの普遍的無意識の内容の表現の中に見出すことのできる共通した基本的な型として"元型"を仮定した。

外向型・内向型と人間の8タイプ

ユングは外見的に観察される態度でなく，その人が生まれつきもっている素質的な意識の根本的態度を，外向型と内向型の2つのタイプに分けた。人は誰でもこの両タイプの要素をもっているが，どちらかの態度が習慣的に優位にあらわれるので，それによって外向－内向のタイプに類別したのである。さらに彼は意識の根本的態度とは別に，思考－感情，感覚－直観という4つの心理機能を指摘した。彼は外向－内向を軸にして，これと4つの心理機能を掛け合わせ，外向的思考型，内向的思考型，外向的感情型，内向的感情型，外向的感覚型，内向的感覚型，外向的直観型，内向的直観型の8つの人間のタイプを示した。

パーソナリティの発達

ユング心理学の最終目標は，自己実現の過程（個性化の過程ともいわれる）にある。これは各個人がもっている潜在的可能性を開発し，その本来的生命の全体を実現することである。その過程の第1段階は，人間が誰でももっている影(shadow)，いわばその人の「黒い分身」であるが，この中に肯定的要素を見出し，それを統合することである。第2は心の「内なる異性」であるアニマ(anima)もしくはアニムス(animus)の統合である。そして第3の自己(self)に至る。心の発達とは，この自己を実現する過程であり，真の精神的健康はこの過程の中にあるということができる。

3 アドラーの個人心理学（individual psychology）

劣等感とその補償
　人間の行動の根本的な動因は，フロイトによれば，性的な内容を中核とした外傷的体験であるが，アドラー（Adler, A.）はこれに対して，人間なら誰でもがもっている劣等感と，その補償としての力への意志であると考えた。劣等感があると，人はそれを償い完全なものにしようとする。たとえば訥弁の人が，それを克服して雄弁家になることなどである。

優越性の追求
　人間は劣等感によって縮小している自我感情を補償して，自尊の感情を得ようとする。一般的な意味での完全性の追求，大いなる向上への衝動である。人が劣等感に打ち勝って，優越性を追求しようとする衝動は，その人独自の目標によって特定の方向に向かう。パーソナリティに統一性と一貫性を与えているのは，この目標である。

4 その他の精神分析学派

新フロイト派
　フロイトの生物学的傾向の強い精神分析に対して，新フロイト派は社会的・文化的要因を取り入れて，精神分析に新しい局面を切り開いた。代表的な研究者として，フロム（Fromm, E.），ホーナイ（Horney, K.），サリヴァン（Sullivan, H. S.）などがいる。

精神分析的自我心理学
　精神分析では自我の働きは「防衛」という消極的な観点から取り上げられていたが，ハルトマン（Hartmann, H.）は自我の適応という積

極的な観点も取り入れて，その働きを解明しようとした。またエリクソンは，フロイトの「心理－性的」な5段階の発達区分に対して，「心理－社会的」な立場から老年期までを入れて，人間のライフサイクルを8段階に分け，自我の漸成的発達を説いた。とりわけ青年期におけるアイデンティティ（identity）の確立という課題，ならびにアイデンティティの拡散や危機の問題は注目されている。これらは心理的健康にとっても重要な問題を提起しているということができる。

5　人間主義の心理学

　人間主義の心理学は，1962年アメリカで設立された新しい心理学である。代表的な研究者としてマズロー（Maslow, A. H.），ロジャーズ（Rogers, C. R.），オルポート（Allport, G. W.），ゴールドシュタイン（Goldstein, K.），ロロ・メイ（Rollo May），ビューラー（Buhler, C.），フランクル（Frankl, V. E.），ジェンドリン（Gendlin, E. T.）などをあげることができる。彼らは，それ以前の心理学を代表する行動主義心理学と精神分析の二大勢力に対して，人間主義心理学を第三勢力の心理学と名づけた。それまでの心理学では人間性は偏った部分的なとらえ方がされていると批判し，人間主義心理学は人間を統一性をもった全体的な存在としてとらえる。ここでは人間は目的や価値をもち，自己決定の能力をもつ主体的な存在とみなし，人間性のポジティブな面を取り上げて探究する。なかんずく自己実現は人間主義心理学の中心テーマということができる。

1 マズローの自己実現的人間

動機の階層的発達と自己実現

マズローは人間の動機を欠乏動機と成長動機に二分する。前者は有機体において欠けている空ろな穴であって，外部から満たさなければならないものである。後者は人が満ち足りた状態にあるときの欲求で自己の充実したエネルギーを外部に表現し，他に分かち与えたいという動機である。これらは図2－3に示したように，5段階の階層構造に分けられているが，マズローの関心は成長動機にあり，自己実現という人間にとってもっとも高次の動機を探究することにあった。

自己実現者にみられる心理学的健康の特徴

マズローは自己実現に関わりがあるとみなされる現存あるいは歴史上の人物を取り上げて検討し，これらの自己実現者の研究を心理学的健康の研究（a study of psychological health）と呼んだ。彼はこの自己実現を中心動機とする人びとの研究から，自己実現者の特徴をあげているが，その主要なものをあげると以下のとおりである。これは

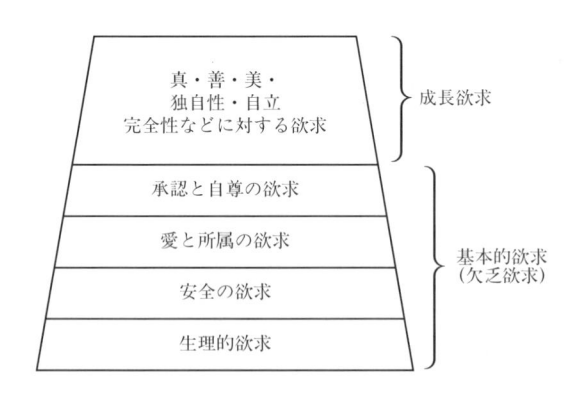

図2－3　欲求の階層（マズロー，1987）

心理学的健康者の特徴ということもできる。

　自己実現者は現実を正確に知覚し，現実と効果的な関係をもつことができる。彼らは自分自身や他人や自然をあるがままに受容している。内面において自発性と純真さと自然さを有する。自分の使命，仕事，問題をもっている。時空を超越した神秘経験（至高体験）をもっている。人類と自己とを同一視したわれら人類という感情をもっている。手段と目的を混同しない。ユーモアのセンスをもっている。創造的である。明確な価値観と自己実現の目標をもっている，など。

2　ロジャーズの自己実現的傾向

実現傾向

　ロジャーズは人間を固有の特徴と方向性をもった有機体ととらえる。人間は有機体として，実現傾向 (actualizing tendency) を有しているという。実現傾向とは，有機体を維持し強化する方向に，全能力を発展させようとする有機体に内在する傾向のことで，彼はこれを人間の唯一の基本的動因と考えた。

人格変化の必要にして十分条件

　ロジャーズは，非指示的カウンセリング(1941)，クライエント中心療法(1951)，さらに1960年以降は人間中心のアプローチで，カウンセリングの実践と研究に大きな功績を残した。彼のカウンセリングの基本には，①自己の一致（真実性），②無条件の肯定的，積極的な関心，③共感的理解，などの治療態度がある。

文　献

エリクソン E. H. 小此木啓吾(訳)　1973　自我同一性　誠信書房
(Erikson, E. H.　1959　Identity and the life cycle：Serected papers. *Psychological Issues* Vol. I . Monograph 1. New York：International Universities Press.)

フロイト S. 古沢平作(訳)　1969　フロイト選集　改訂版第3巻　続精神分析入門　日本教文社
(Freud, S.　1932　*Neve Folge der Vorlesungen zur Einführung in die Psychoanalyse*. London：Imago Publishing Co.)

フロイト S. 懸田克躬・高橋義孝(訳)　1971　フロイト著作集　第1巻　精神分析入門　人文書院
(Freud, S.　1917　*Vorlesungen zur Einführung in die Psychoanalyse*. Frankfurt：Fischer Verlage Gmb H.)

河合隼雄　1967　ユング心理学入門　培風館

小此木啓吾・馬場謙一　1977　精神分析入門　有斐閣

マズロー A. H. 小口忠彦(訳)　1998　人間性の心理学　改訂新版　産能大学出版部
(Maslow, A. H.　1954　*Motivation and personality*. New York：Haper & Row.)

ロジャーズ C. R. 伊藤　博・村山正治(監訳)　2001　ロジャーズ選集(上)(下)　誠信書房
(Rogers, C. R.　1989　*The Carl Rogers reader*. Boston：Houghton Mifflin.)

《topics》
❖ 児童虐待

　A子さんは14歳の時に警察に保護されました。5歳くらいの姿をした女の子が1週間に3回もパジャマ姿で家出をしたので，交番のおまわりさんもおかしいと思ったそうです。3回目には，ただ親に引き取らせるのではなく，病院で診断をしてもらうようにと両親に指導をしました。同時に児童相談所に通報をしました。

　こども病院にかかった結果，幼いころからの心身への虐待がわかりました。A子さんは実は14歳でした。小さな身体，落ち着きのない態度，舌足らずな話しぶりは，誰が見ても5歳でした。本人も「わたし，5歳」と言っていました。身体には無数の傷跡，やけどのひきつれがありました。父親の話では，母親は，A子さんをいたずらが激しいという理由で，日中は風呂場に，家族が出かけるときには粗相があるからとトイレに閉じ込めていました。食事はおにぎりや残り物を与えました。

　10歳のころに発育が悪いということで，ある総合病院にかかりましたが，1週間くらいの入院で，栄養の指導だけで退院になりました。こども病院での入院中，精神科の治療を受けました。病棟での看護師たちの熱心な世話の中で，少しずつ安心したのか，行動は落ち着き，家庭のことを少しずつ話すようになりました。なぜ自分だけがこんなにひどい目にあうのか，自分がかわいくないからいけないのだろうか，お父さんが自分のために家の中で辛そうだ——と話します。そしてまた，「児童相談所の人が家に帰そうとしたら，先生，反対してね」と精神科医に懇願しました。病院，児童相談所の判断と，父親の依頼もあってA子さんは養護施設に行くことになりました。

　そのときに，地域の中学校で学籍がないことが判明しました。詳しく調べると，小学校2年生に学籍が残ったままでした。それを幸いに小学校6年生からやり直してもらうことにしました。中学校を18歳で卒業するまで精神科の治療は続きました。その間に本人の希望を入れて，身体の傷も治しました。小さかった身体も，小柄ではありますが年齢相当になりました。治療が終わるころ，A子さんは，3回目の家出の時に「誰かが助けてくれるかもしれないから，もう一度だけ逃げようと思って逃げた。本当に良かった」と言いました。現在32歳。二児の母親になって，元気に暮らしています。

　近所で，学校で，病院で——何度かのチャンスを見逃されましたが，交番のおまわりさんの機転で，やっと助かったA子さんです。

(野間和子)

第3章
健康維持の生理学的メカニズム

　この章では，中枢神経系，自律神経系，免疫系，内分泌系などの働きが，健康や疾病とどのように結びついているかを学習する。これらの各系はそれぞれ単独に働いているのではなく，相互に密接な関係を保ちながら，全体としては統合的な形で機能している。重要な点はこれらの様相を十分に理解することである。

1　神経系の分類

　神経系は中枢神経系と末梢神経系とに二大別される。中枢神経系は脳と脊髄から構成され，末梢神経系は体性系と自律系に分けられる。体性系は感覚受容器から中枢神経系へ信号を送りこむ求心性(感覚)線維と中枢神経系からの信号を末梢の骨格筋へ伝導する遠心性(運動)線維から構成されている。自律系は内臓，腺の機能調整をつかさどり，遠心性線維に含まれている。図3−1は中枢神経系と末梢神経系の関連を示したものである。コンピュータにたとえるならば，中枢神経系は中央処理装置とメモリーであり，末梢神経系は入出力装置のキーボードとディスプレーに相当する。

2 中枢神経系

　脳と脊髄を合わせて中枢神経系（Central Nervous System：CNS）と呼ぶ。CNSは刺激の感受と統合の中心的な機能を営む。脳は大脳と小脳に分けられる。大脳は左右の半球とその間に挟まれた脳幹部に区画される。大脳表層部は大脳皮質（新皮質）で覆われており，そこには複雑なネットワークを形成している約140億の神経細胞（ニューロン）が存在する。大脳表層部は前頭葉，頭頂葉，側頭葉，後頭葉に区画される。各葉には独自の機能をもつ領野が局在しており，言語，運動，知覚，記憶などをつかさどる（図3－2）。
　とりわけ，人間で非常に発達している前頭葉は，意志，創造，企画，推理，感情などの座とされている。従来，言語中枢が存在する左半球は優位半球と呼ばれ，右半球は劣位半球と呼ばれていた。しかし，最近の研究によれば左半球は言語，計算，分析的な働きに優れ，他方右半球は空間構造の把握，非言語的な観念構成に優れるといわれている。

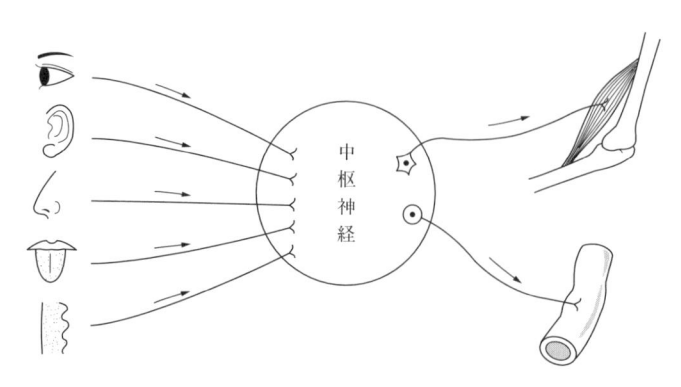

図3－1　中枢神経系と末梢神経系の関係
　　　　（＞──の線は末梢神経を示す）

第3章　健康維持の生理学的メカニズム

　左右の半球は脳梁で結合しており，半球間の相互連絡は脳梁をとおして密接に行われる。間脳周囲や大脳半球の下部に位置する大脳辺縁系は，本能行動や情動行動を統合し，行動の具体化をはかる。脳幹部の視床・視床下部は感覚および自律神経系と内分泌系の中枢として情動・感情をつかさどっている。中脳・橋・延髄は自律性の反射活動を担い，生命や意識の維持中枢として働く。小脳は橋と延髄の背方に位置し，協応動作や平衡維持機能をもつ。最近では記憶との関連性も指摘されている。脊髄は末梢からの感覚情報を脳に送り，脳からの命令を末梢

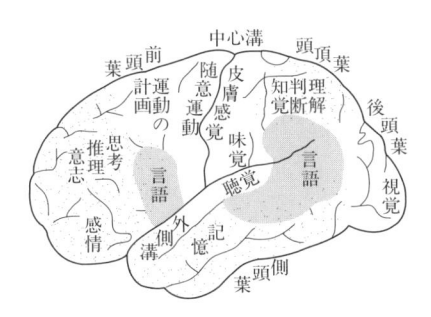

図3－2　大脳皮質の機能局在（伊藤，1996）

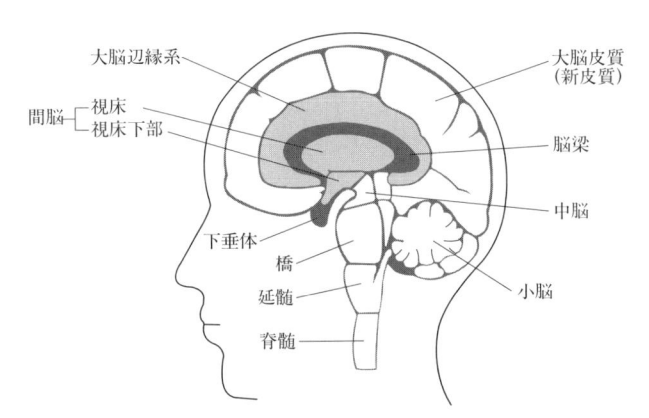

図3－3　脳の構造（右半球の内側断面）

に伝える役目をする（図3－3）。

時実（1962）は脳の生理学研究を通して，中枢神経の機能を"生きている"と"生きてゆく"ことに要約した。"生きている"は脳幹・脊髄の反射活動と調節作用に依存している。したがって，精神活動なしに"生きている"ことは可能である。典型的には，脳死状態の患者がそれに該当する。一方，"生きてゆく"は"たくましく生きてゆく"，"うまく生きてゆく"，さらには"よく生きてゆく"ことに3分類できる。"たくましく生きてゆく"には，大脳辺縁系が具現する本能行動・情動行動，"うまく生きてゆく"適応行動と"よく生きてゆく"創造行動は，大脳新皮質の機能に依存すると指摘している。この本能行動・情動行動・適応行動・創造行動，すなわち大脳辺縁系，新皮質系の機能が，精神現象を生み出す生物学的な基盤と考えられている。

3　ホメオステイシスと自律神経系

外部環境が変化しても，内部環境，すなわち体温，体液のイオン濃度，血糖濃度などを常に一定に保とうとする機能が生体には備わっている。この内部環境を一定に保つ機能をホメオステイシス（homeostasis），もしくは生体の恒常性保持機能と呼ぶ。一例をあげれば，外気温の変化に影響されず，平温が保てるのはホメオステイシスの機能による。広い意味で，ホメオステイシスは環境への適応や，生命保持のダイナミックな平衡状態をさしている。ストレスにより体内バランスが一過的に崩れても，ホメオステイシス機能は生体を健常な生理的状態へ復元する。

統合されたホメオステイシスの維持が，健康的な日常生活を送るうえで，基本的に重要なことはいうまでもない。ホメオステイシスの維持機能に重要な役割を果たす脳部位は，大脳辺縁系と視床下部・下垂

表3-1　自律神経の機能

臓器	交感神経活動	副交感神経活動
心臓	心拍数増加／筋力増大	心拍数減少／筋力減弱
血管	一般に収縮（骨格筋はコリン性）	
瞳孔	散大	縮小
毛様体筋		収縮（遠近調節）
涙腺		分泌促進
唾液腺	分泌（軽度に促進）	分泌促進
汗腺	分泌（コリン性）	──
消化管	運動抑制（括約筋促進）／分泌抑制	運動促進（括約筋抑制）／分泌促進
胆嚢	弛緩	収縮
膀胱	弛緩	収縮

　体である。これらの部位は自律神経系を中心とした神経性調節と，内分泌器官を中心とする体液性調節（ホルモン）の統合機能を担っており，それによってバランスのとれたホメオステイシスが保証される。大脳辺縁系は視床下部・下垂体の機能を監視・統御する上位中枢と考えられる。生体が過剰な心身の負荷（ストレッサー）にさらされると，最終的にはホメオステイシスが破綻し，生体の復元力は崩壊する。この状態は各種の身体病，とりわけストレス病とも密接に関係する。

　自律神経系（Autonomic Nervous System：ANS）は平滑筋，心筋，腺のような器官を効果器とし，生物に共通な消化，吸収，循環，呼吸，栄養，生殖などの植物性機能を無意識的に支配して，生命の維持と保存に直接あたる神経系である。ANSはエネルギー動員系の交感神経系と，休養・修復系の副交感神経系に2分類される。身体器官の多くは交感神経系と副交感神経系による二重神経支配を受けている（表3-1）。しかも大方の場合，交感神経系が緊張すると，副交感神経系はこ

れにブレーキをかけて，安定状態に引き戻すというように，両者の作用は拮抗的である。心臓を例にとると，交感神経の緊張により拍動促進が生じる。一方，心臓は副交感神経にも支配されており，この副交感神経の緊張が拍動を抑制をし，過大な拍動の促進を抑える。このように，臓器に対するANSの二重神経支配により，身体の恒常性は維持される。ANSの持続的なバランスの崩れは，ストレス病，自律神経失調症の原因となる。

4 免疫系

　生体には直接外界と接する皮膚や粘膜などで，化学的・物理的に微生物の侵入を阻止する機構と，生体に侵入した微生物を排除する機構が存在する。これらの生体防御機構により，健康な生命活動が維持される。広い意味では，生体に侵入した微生物を排除する機構が免疫系である。このように生体には外部から侵入するバクテリア，真菌類，ウィルスを攻撃し，生命維持に貢献する生体防御システムが備わっている。免疫系は血液中の白血球が担っている。白血球は好中球，好酸球，好塩基球，リンパ球，単球の5種類に分けられる。

　免疫系は侵入した微生物に初期攻撃を加える非特異的な反応系と，後期に攻撃を加える特異的な反応系に二分される。免疫系を担う白血球は血流やリンパ管流に乗って，全身をくまなくパトロールしている。

1 非特異的な免疫反応

　炎症反応を起こしている組織は，局所血流循環を増加させる物質を分泌し，毛細血管から体液を漏出する。この体液漏出を感知した好中球や単球から分化した食細胞（マクロファージ）は，外部から侵入し

たバクテリア，真菌類，ウィルスをすばやく細胞内に取り込み，分解酵素によって殺菌・消化する（図3－4a）。好中球やマクロファージは，血管壁から組織中へ遊走することもできる。

　細胞がウィルスに感染すると，感染細胞はインターフェロンを放出し，ウィルスの増殖を抑える。大きなリンパ球であるNK（ナチュラルキラー）細胞は組織をパトロールし，ウィルスに感染した細胞や癌化した細胞に出会うと，その細胞を飲み込み破壊する（図3－4b）。NK細胞は悪性腫瘍に対抗する第1の防御にあたる。

2　特異的な免疫反応

体液性免疫：骨髄由来のBリンパ球が放出する抗体（免疫グロブリン）
　感染性の微生物は膜表面に抗原と呼ばれる特殊なタンパクをもつ。この微生物が体内侵入すると免疫系は抗原を認識し，特殊な抗体を生成放出する。この抗体が抗原を認識して微生物を殺す（図3－4c）。抗体には特殊なレセプター（receptor）があり，侵入者の特定の抗原と結合して侵入者を直接殺す。またほかの白血球を呼び寄せて，侵入者を破壊させる。

細胞性免疫：胸腺由来のTリンパ球の抗体
　Tリンパ球は真菌類，ウィルス，多細胞の寄生虫を直接やっつける（図3－4d）。またほかの白血球を呼び寄せる信号を出し，侵入者を破壊させる。

3　ストレスによる免疫機能の低下

　アルツハイマー病の患者を家族で介護しているケースでは，家族の免疫系が低下している。夫の免疫系は妻の死で低下する。不快な情動経験をイメージしただけで，免疫反応は減少する。このように，スト

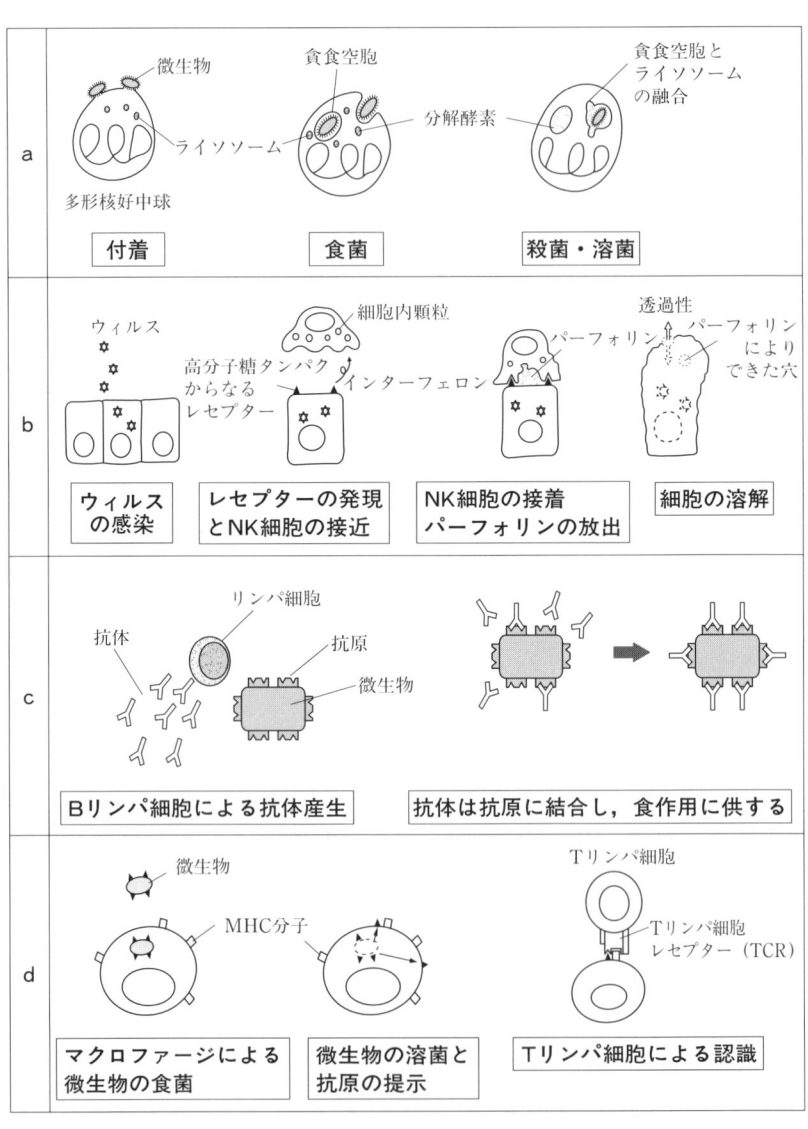

図3-4　免疫の仕組み（吉田，1992）
　　a．食細胞の働き　　　　　b．NK細胞の働き
　　c．Bリンパ球の働き　　　d．Tリンパ球の働き

レスは全般的に免疫系の機能を低下させる。免疫系の機能が低下すると，感染症に罹患しやすくなる。最終試験期間中の医学部学生を調べたところ，急性の感染症に罹患しやすくなっていたという報告もある。また，上気道感染症（風邪）の患者に，発症前の10日間にわたる出来事を記述させたところ，発症前の6日から2日にかけて，不快な出来事が非常に多かったというデータもある。

5　内分泌系

　ストレスには物理的ストレス(寒さ暑さ，湿度，騒音)，生理的ストレス（疲れ，病気），精神的ストレス（不安，心配，恐怖）などがある。一般的にはストレスという用語で，ストレスの全過程を語ることが多い。しかし，ストレス病を例にしてみると，病気の原因があり，その結果として病気が生じたわけである。したがって，詳しくいえば，この病因にあたるものがストレス因子（ストレッサー）であり，結果はストレス状態もしくはストレス反応ということになる。

　ストレスは健康にとって厄介な代物である。消化性潰瘍はしばしば不安，怒り，恐れ，苦悩，葛藤などの負の情動因子によって生じる。心臓発作，卒中，喘息，月経障害，頭痛などは，ストレスなしにも生じるが，ストレスが加わると一層悪化する。不安，怒り，恐れ，苦悩，葛藤などの負の情動には，行動系，自律神経系，内分泌系の3つの反応が伴う。怒りや恐れなどの脅威状況では，力強い緊急活動が要求される。そのためには身体のエネルギーを総動員しなければならない。この時点で，自律神経系と内分泌系が反応を開始する。自律神経系の交感神経は活発に働き出し，同時に副腎髄質はエピネフリン，ノルエピネフリンを，副腎皮質はステロイドホルモンを分泌する。エピネフリンは筋のグリコーゲンをグルコースに変えて，激しい活動を支える

エネルギー源にする。ノルエピネフリンは心拍出量を増加させ，筋血流量の増加と血圧を上昇させる。ステロイドホルモンの一種であるグルココルチコイド（コルチゾル）は，タンパクをグルコースへ変換して，激しい活動を支えるエネルギー源にする。

図3－5には情動に関連する内分泌系の様相を示した。簡単な図式で説明すると，視床下部→副腎皮質刺激ホルモン放出ホルモン→下垂体前葉→副腎皮質刺激ホルモン→副腎皮質→グルココルチコイドの分泌に至るプロセスと，交感神経系のニューロン→副腎髄質→エピネフリンとノルエピネフリンの分泌に至るプロセスが存在している。グルココルチコイド，エピネフリン，ノルエピネフリンは，体循環により全身に影響を及ぼす。

敵を脅したり，敵と闘争したり，または危険な状況から逃げ去れば，脅威は消失し，情動に伴った生理反応は正常にもどる。したがって，

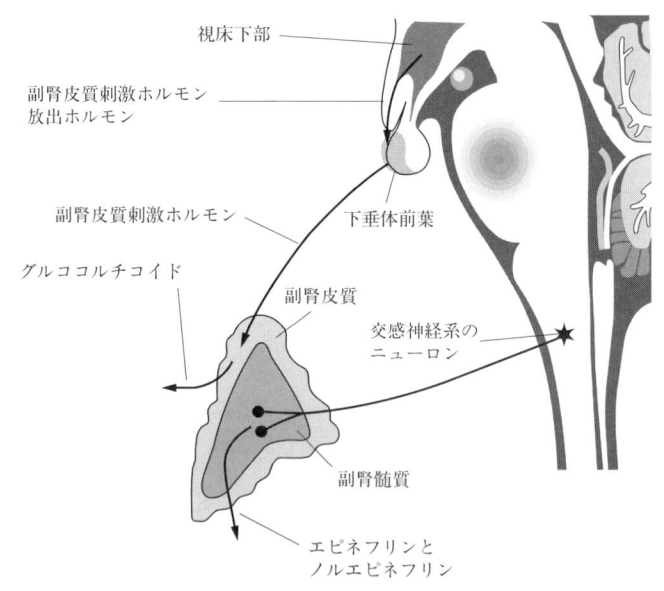

図3－5　情動に関係する下垂体副腎系（Carlson, 1995）

情動反応の持続が短いかぎり，健康が害されることはない。しかし，ときには緊張状況が持続することもある。当然，この状況では内分泌系が過剰に働き，心臓血管系に悪影響を及ぼす。ハブ空港の航空管制官には高血圧者が多い。加齢とともに高血圧はさらに悪化し，潰瘍や糖尿病にも罹患しやすくなる。つまり，彼らは自分の判断ミスにより，航空機の衝突事故がいつでも起こり得る，という強力なストレスに常にさらされているからである。

　グルココルチコイドはストレスに対する適応ホルモンである。したがって，短期ストレスに対するこのホルモンの有効性は非常に大きい。しかし，ストレスの持続はこのホルモンを過剰に分泌させることとなり，その結果，血圧上昇，筋組織の損傷，糖尿病，不妊症，低身長，炎症反応の抑制，免疫系の低下などの甚大な悪影響を生体に及ぼす。高血圧は心臓発作や脳卒中の原因にもなる。

　副腎を摘出されたラットは，正常ラットなら難なく切り抜けられるストレスに出会っただけで，死亡するというデータがあるし，病気で副腎摘出を受けた患者には，ストレスへの対処を支援するために，グルココルチコイドの慢性投与が必要となる。また，長期のいじめに遭ったサルには，慢性ストレスの徴候である胃潰瘍や副腎肥大が観察されている。強制収容所の生存者が同年齢の対照者に比べて，後年著しく健康を害したという報告例は，過剰なストレスが内分泌系の機能を慢性的に損ねた結果だと解釈できる。

文 献

Carlson, N. R. 1995 *Foundations of physiological psychology*. Boston：Allyn & Bacon.
伊藤　薫　1996　脳と神経系の生物学　改訂版　培風館
宮田　洋(監修)　柿木昇治・山崎勝男・藤沢　清(編)　1997　新生理心理学2巻　生理心理学の応用分野　北大路書房
宮田　洋(監修)　藤沢　清・柿木昇治・山崎勝男(編)　1998　新生理心理学1巻　生理心理学の基礎　北大路書房
宮田　洋(監修)　山崎勝男・藤沢　清・柿木昇治(編)　1998　新生理心理学3巻　新しい生理心理学の展望　北大路書房
時実利彦　1962　脳の話　岩波書店
吉田貴彦　1992　免疫系　中野昭一・重田定義(編)　図説からだの事典　朝倉書店

《topics》
❈ ドメスティック・バイオレンス

　かつて"家庭内暴力"というと、わが国では思春期のこどもの親への暴力のことを意味しました。欧米諸国でのドメスティック・バイオレンス(Domestic Viorence: DV)は、主に配偶者間の暴力を意味していてそれと同じ使われ方をするようになったのはホンのここ数年のことです。それまでわが国にDVがなかったのではなく、夫婦やカップルの間の暴力は"うちわの問題で他人がとやかくいう必要のないもの"と考えられていたのです。数年前にカナダの日本大使館の職員が妻への暴力で訴えられたときに「これは家庭内の問題で、しかも日本ではよくあることなので問題ではない」と平然と言って話題になりました。
　「犬を連れてデートに行ったときに、些細なことに腹を立てた彼が犬の頭をたたいたのです。小さなペットへの暴力を見てぞっとしちゃった。この人はきっと自分が気に入らないと赤ちゃんにも暴力をはたらくかもしれない。感情のコントロールができない人だと思っていやになって帰ってきました」。ある若いお嬢さんが、毅然として話してくれました。
　そうかと思うと、暴力を受けてもその加害者との関係を長年断ち切れない人がいます。経済的な理由もあるかもしれません。しかし犠牲者の立場に身をおく深い病理があります。傷ついてもほんの少しの優しさに頼ってしまう——傷ついても自分の存在が何か役に立つと考えて世話を続ける、相手が怒るとわかっていて、刺激をして暴力をそそのかす——原因として幼いころの虐待の体験や、何らかの理由で自尊感情を育てることができなかったことなどがあげられています。
　暴力は絶対の悪であり、自分はこの世の中でたった一人しか存在しないかけがえのない大切な存在で、サンドバックにされる必要はないことを腹の底でわかることで自分を守れるようになります。根気のいる治療的な支えが必要です。命に関わることでもあり、暴力の程度を見極めて危険のないようにシェルターなどへの保護をも考慮に入れた関わりが大切になります。
　2001年にDV防止法が施行されてから多くの弱い立場の犠牲者達が立ち上がりました。結婚して50年間一時も安心することがなかったという、70歳を超えた主婦が勇気を出してクリニックに相談に来ました。社会の変化や新しい法律に背中を押されたのでしょう。「貴女が悪いのではない。旦那さんは一種の病気です。自分が治そうとして治療にかからないかぎり治りません。本人以外に彼を治せる人はいません。50年間本当にご苦労様でした。残りの人

生を安心できるようにご自分のことを第一に考えてください」。私はそう伝えました。その後暴力があったときに，この方は警察に通報し同時に離婚を宣告しました。

(野間和子)

第4章
ストレスと健康

1 ストレスとは何か

　ストレスという言葉は，一般的によく知られ用いられている。しかし，ストレスの定義となると研究分野によって異なり，必ずしも一致しているわけではない。
　もともと，ストレス (stress) という言葉は，物体や人間に作用したり影響する力・圧力として，物理学や工学の領域で一般化したものである（図4-1）。心理学の中でも，動物を対象とした研究領域では，何らかの外的刺激 (stressor：ストレッサー) が与えられた際に生じる生体の反応（歪み）をストレスととらえている。これに対して，人を対象とする領域では，ストレッサーによって引き起こされる心理的・身体的反応をストレス反応と総称し，ストレス反応の喚起には，個人の認知や行動が重要な役割を果たすと考えている（図4-2）。
　いずれも生体に何らかの刺激が与えられることが前提となっているが，この刺激＝ストレッサーには，①物理的ストレッサー（騒音，寒冷など），②化学的ストレッサー（排気ガス，薬品など），③心理社会

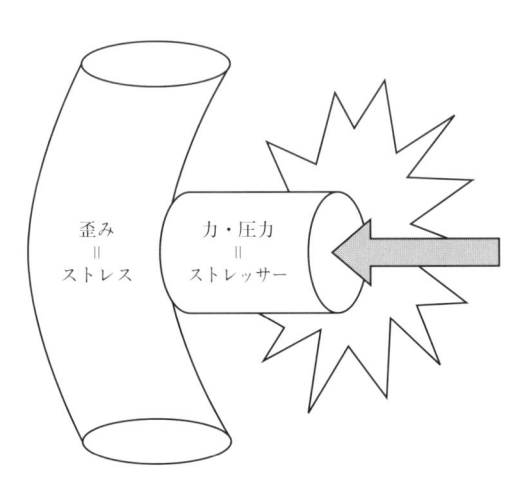

図4-1　ストレッサーとストレス反応

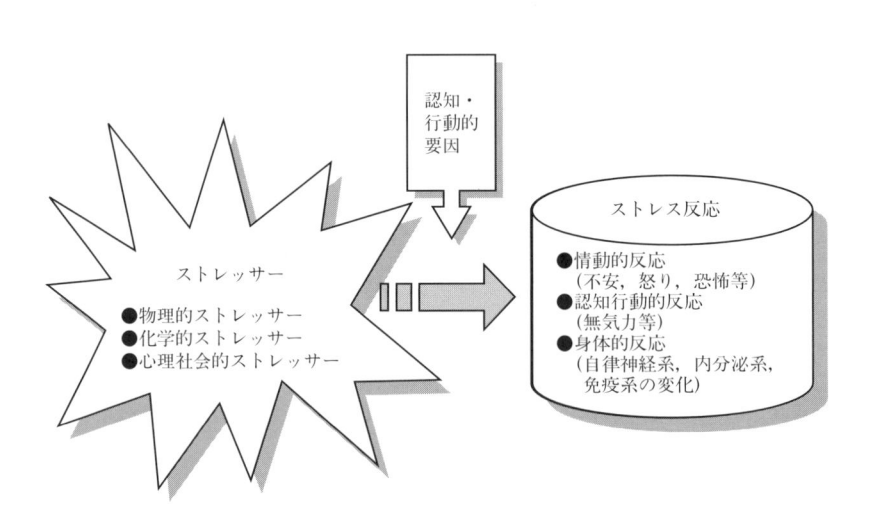

図4-2　ストレスの概念図

的ストレッサー（対人関係・仕事上の問題など）がある。なかでも，人のストレスを考えるうえで心理社会的ストレッサーは非常に重要であると考えられており，ストレッサーとなり得る心理社会的な出来事の解明は，ストレス研究の1つのテーマである。

2 ストレスの理論

1 一般適応症候群

　元来，物理学や工学の領域で用いられていたストレスという用語を，生体に生じる生物学的な変化（歪み）を表す概念として医学の分野に取り入れたのはセリエ（Selye, H., 1936）である。
　セリエは，動物にさまざまな悪性刺激を与えると，副腎皮質の肥大，胸腺やリンパ節の萎縮，胃・十二指腸潰瘍の形成が起こることを観察している。さらに，この反応は，急性刺激によって生体がダメージを受けたときに，その刺激の種類にかかわらずいつもあらわれる反応であることを確認し，このような現象を一般適応症候群（General Adaptation Symdrome：GAS）と名づけた。また，セリエは刺激と反応を区

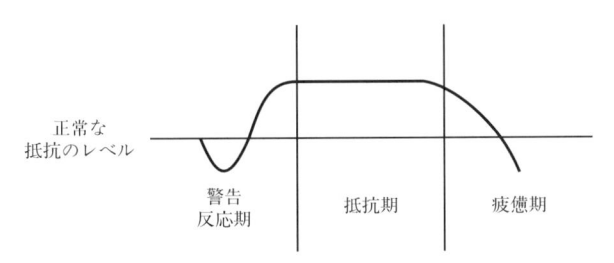

図4－3　セリエの一般適応症候群の3段階

別し，環境からの要求 (environmental demand) をストレッサー，これによって引き起こされる下垂体－副腎皮質ホルモン系を中心とした非特異的な生物学的反応をストレスと定義している。

一般適応症候群は，不快な状態を引き起こすものから自分自身を防衛しようとする身体の試みのことであり，3つの段階に分類される(図4－3)。まず第1段階は警告反応期 (alarm reaction) と呼ばれ，この時期にはストレッサーに対する身体の防衛機能が起動し，どのような刺激に対しても，同じように生体を防衛するための一連の反応が起こる。生体にとって好ましくないストレッサーが続くと，第2段階の抵抗期 (resistance stage) に移行する。この段階では，生体はストレッサーに対して積極的に抵抗し，適応した状態となる。しかし，さらにストレッサーにさらされ続けると，第3段階である疲憊期(exhausion stage)へと移行する。この段階に入ると，やがて生体の抵抗能力が消耗，崩壊し，ついには死に至る。

セリエは，胃潰瘍が形成されるのは，生体がストレッサーに対して抵抗した証拠ととらえるなど，GASの概念を用いることで，ストレスと身体疾患や健康状態との関係を説明することが可能であると考えた。

2　ラザルスの心理的ストレス理論

セリエの生理学的なストレス理論に対して，ラザルスとフォルクマン (Lazarus, L. S. & Folkman, S., 1984) は，日常生活の中で経験する些細なストレッサー (daily hassles) を取り上げ，認知行動的な個人差変数を重視した心理的ストレス理論を提唱している。この理論では，ストレッサーの客観的なストレス価ではなく，ストレッサーに対する個人の意味づけ (cognitive appraisal：認知的評価) や対処の仕方(coping：コーピング) が重視されているのが特徴である。

たとえば，試験で悪い点数をとった場合でも，進級さえできればよいと考えている生徒とクラスでトップになることを目標としている生

徒では，そのストレス価は異なる。また，テストに備えて十分に勉強した場合と，遊んでばかりでまったく準備をしていない場合では，テスト直前の不安や緊張（ストレス反応）の程度も違うことが予想される。

したがって，ストレッサーのストレス価やそれによって引き起こされるストレス反応の程度は，個人の価値観や信念，個人を取り巻く社会的環境的背景に依存すると考えられる。さらにラザルスは，ストレスを適応のための一連の心理的プロセスとして包括的にとらえ，個人と環境の動的な関係としている。このプロセスは，①ストレッサーの経験，②認知的評価，③コーピング，④その結果として生じるストレス反応の4段階から構成される（図4－4）。

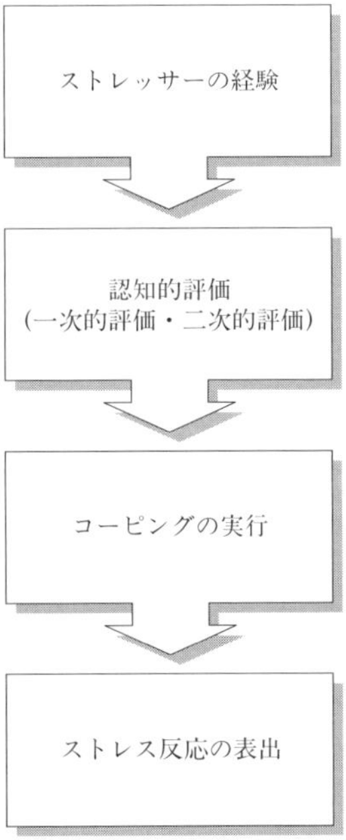

ラザルスとフォルクマンは，この一連のプロセスによって，個人のストレス反応の表出や心身の健康状態が予測可能であると考えている。このモデルによって，その後の心理的ストレスの研究は画期的な展開をみせ，広範なアプローチが数多く行われたのである。

ストレッサーの経験
↓
認知的評価
（一次的評価・二次的評価）
↓
コーピングの実行
↓
ストレス反応の表出

図4－4　ラザルスの心理的ストレスモデル

3　ストレスと情動

ストレッサーに直面すると，生体には不安，恐怖，怒り，抑うつなどのネガティブな情動が喚起される。キャノン（Cannon, W. B.）は，これらの情動反応に伴って，生体にどのような身体反応が生じるかを

実験的に検討している。キャノンの行った有名な実験では，イヌを激しく吠えさせてネコの恐怖，怒りなどの情動を喚起すると，ネコには交感神経系の興奮によるさまざまな身体的変化（瞳孔の拡大，心拍数の増加，血圧の上昇，胃腸運動や消化液分泌の抑制など）が観察された。キャノンは，このような緊急事態に対する生体の反応を緊急反応（emergency reaction）と呼び，これを生体が環境の変化に適応するための恒常性の維持（ホメオステイシス）であるとしている。また，これら一連の身体的変化を，ストレッサーに対する攻撃行動や逃避行動をとるための準備状態ととらえ（fight or flight reaction：闘争－逃走反応），ストレッサーに対する適応の1つの形であると考えている。

4 ストレスと対処

　同じストレッサーに直面しても，個人によって出来事に対する対処の仕方は異なる。また，行った対処によって，引き起こされるストレス反応の種類や程度が変わってくる。このようなストレッサーに対する対処（coping：コーピング）の概念は，最初は，動物実験における「逃避－回避」や精神分析学における防衛機制としてとらえられてきた。その後，心理的ストレスの領域において，コーピングはストレッサーの経験とそれによって引き起こされるストレス反応・心身疾患の間に介在する重要な要因の1つとして注目され，さまざまな視点から数多くの研究が行われている。
　第1のアプローチは，コーピングを規定する個人特性を明らかにしようとする試みである。このようなパーソナリティ変数として，ストレス状況を肯定的に受け止めて立ち向かおうとする頑健性としての「ハーディネス（hardiness）」（Kobasa, 1979）や，出来事の結果を自分の内的な側面に帰属するか，あるいは外部環境に帰属するかという「統

制の位置（locus of control）」（Johnson & Sarason, 1978）などが取り上げられている。

第2には，コーピングを特性的なスタイルであると考えるものがある。たとえば，「タイプA行動パターン（Type A behavior pattern）」（Pittner & Houston, 1980），「monitor-blunter」（Miller & Mangan, 1983），「repression-sensitization」（Byrne, 1961），「intellectualization」（Speisman, Lazarus, Mordkoff, & Davison, 1964）といった概念を取り上げ，その特徴を検討したものである。

これに対して第3のアプローチは，コーピングを個人がおかれた状況の変化によって変動する過程であると考える，状況論的なアプローチである。このようにコーピングをスタイルではなくストラテジー（strategy：方略）ととらえた研究では，コーピングの分類，あるいはコーピングの種類とストレス反応の関連性などが検討されている。代表的なものには，ラザルスとラウニア（Lazarus, R. S. & Launier, R., 1978）らの，問題を解決しようとする「問題中心型（problem focused）」とストレッサーによって引き起こされたネガティブな情動をコントロールする「情動中心型（emotion focused）」の分類がある。

また，ピーリンとスクーラー（Pearlin & Schooler, 1978）は，「問題中心型」と「情動中心型」に，「ストレスフルな状況に対する評価を変えようとするコーピング（評価中心型：appraisal focused）」を加えた3種類に，ビリングスとムース（Billings, A. G. & Moos, R. H., 1981）は「積極的－認知的（active-cognitive）」，「積極的－行動的（active-behavioral）」，「回避的（avoidance）」の3つに分類している。一方，ラタックとハブロビック（Latack, J. C. & Havlovic, S. J., 1992）は，コーピングの焦点と手段に着目し，焦点として「問題－情動（problem-emotion）」軸，手段として「認知的－行動的（cognitive-behavioral）」，「コントロール－逃避（control-escape）」，および「社会－孤立（social-solitary）」の3軸を設定している。

具体的なコーピングストラテジーとしては，問題解決的な対処，ス

トレッサーから逃避・回避する対処，ストレッサーに関する情報収集，他者への援助希求，ストレッサーの肯定的な側面に注目する対処，あるいは気分転換など多様なものが報告されている。

　一方，コーピングの機能については，種々のコーピングとストレス反応の関係が数多く検討されている。その結果，問題中心型コーピングはストレス反応の低減に関係が深く，逆に，逃避的・回避的なコーピングはストレス反応を高める傾向にあることなどが明らかにされている（Billings & Moos, 1984など）。また，個人のコーピングは，同様の問題に対しては比較的一貫しているが，異なった役割を求められる状況ではほとんど一貫していないともいわれている。最近では，人は1つのストレッサーに対して複数のコーピングを用いて対処するという視点から，それぞれのコーピングの機能に加えて，コーピングのレパートリーの豊富さや，状況に応じて適切なコーピングを使い分ける力（柔軟性）に対する関心が高まっている。

5　ストレスと疾患

　人間の心と身体は密接に関連しているため(心身相関)，心理社会的ストレッサーの経験は，疾患の発症と密接な関係にあると考えられている。たとえば，ホームズとラーエ（Holmes, T. H. & Rahe, R. H., 1967）は，ストレスと疾患の関係について評定尺度を用いた研究を行っている。

　彼らは，心理社会的ストレッサーの中でも，大きな生活上の変化(ライフイベント)を重視し，社会的再適応評価尺度(Social Readjustment Rating Scale：SRRS) を作成している（表4−1）。これは「結婚」というストレッサーに適応する際に必要な労力を基準として，さまざまな出来事ごとのストレス価（Life Change Units value：LCU）を定

第4章 ストレスと健康

表4-1 社会的再適応評価尺度

ライフイベント	LCU得点	ライフイベント	LCU得点
1 配偶者の死	100	23 子どもが家を去っていく	29
2 離婚	73	24 姻族とのトラブル	29
3 別居	65	25 優れた個人の業績	28
4 留置所拘留	63	26 妻が仕事を始める,中止する	26
5 家族メンバーの死亡	63	27 学校が始まる	26
6 自分の病気・障害	53	28 生活状況の変化	25
7 結婚	50	29 習慣を改める	24
8 解雇される	47	30 上司とのトラブル	23
9 夫婦の和解	45	31 仕事の状況が変化する	20
10 退職	45	32 住居が変わること	20
11 家族の一員が健康を害する	44	33 学校が変わること	20
12 妊娠	40	34 レクリエーションの変化	19
13 性的困難	39	35 教会活動の変化	19
14 新たな家族が増える	39	36 社会活動の変化	18
15 仕事の再適応	39	37 1万ドル以下の抵当・借金	17
16 経済状態の悪化	38	38 睡眠習慣の変化	16
17 親友の死亡	37	39 家族団らん回数の変化	15
18 異なった仕事への配置換え	36	40 食習慣の変化	15
19 配偶者との論争回数の変化	36	41 休暇	13
20 1万ドル以上の抵当・借金	31	42 クリスマス	12
21 担保物件の請戻し権の喪失	30	43 ちょっとした違反行為	11
22 仕事上の責任の変化	29		

表4-2 LCU合計得点と疾患の発症

	1年間のLCU合計得点	疾患の発症率
軽度ライフ・クライシス	150〜199点	37%
中等度ライフ・クライシス	200〜299点	51%
重度ライフ・クライシス	300点以上	79%

(Holmes & Rahe, 1967)

めたものである。ホームズらはSRRSを用いて，ライフイベントの経験が心身の健康状態や疾患に及ぼす影響について検討を行っている。そして，一定期間内にライフイベントを数多く経験し，LCUの合計得点が高いほど，近い将来疾患に罹患する可能性が高くなることを報告している。ホームズらの研究による具体的な得点と疾患の発症率を表4－2に示す。

このようなストレッサーから身体的変化への具体的な機序は，ストレッサーが中枢に作用し，自律神経系，内分泌系，免疫系の機能を低下させるというものである。たとえば，マウスをストレス状況下におくと，末梢血白血球数が顕著に低下するなど，免疫系の機能低下が観察される。

ストレッサーの身体機能への負の影響は，人や動物を対象とした数多くの研究で報告されている。このような機能低下によって，各系が正常に機能していれば抑制できた身体症状が顕在化され，やがて疾患の発症に至ると考えられている。持続的な精神緊張を必要とする職場では，高血圧や消化性潰瘍の発症率が高いという報告や，戦争や大震災のときには心筋梗塞や潰瘍，肺炎などの発症が増加するといったことは，この考え方を支持するものであろう。つまり，ストレッサーの経験は，不快な情動反応(不安，恐怖など)とそれに伴うさまざまな身体的変化をもたらす。これら一連の反応は，環境変化に適応するための防御反応であるが，過剰であったり長期にわたる場合には，心身が疲弊して種々の障害があらわれるのである。

ストレスと密接に関連する疾患の1つに心身症がある（表4－3）。心身症は，日本心身医学会によって，「身体疾患の中で，その発症や経過に心理社会的因子が密接に関与し，器質的ないし機能的障害のみ認められる病態をいう。ただし神経症やうつ病など他の精神障害に伴う身体症状は除外する」と定義されている。

心身症の治療法には，身体症状への医学的治療のほかに，ストレッサーによって過度に喚起される不安や抑うつの改善を目的とした薬物

表4-3　心身医学的な配慮がとくに必要な疾患・病態(心身症)

1	呼吸器系	気管支喘息，過喚起症候群，喉頭けいれんなど
2	循環器系	本態性高血圧症，起立性低血圧症，冠動脈疾患など
3	消化器系	胃・十二指腸潰瘍，慢性胃炎，過敏性腸症候群など
4	内分泌・代謝系	神経性食欲不振症，過食症，愛情遮断性小人症など
5	神経・筋肉系	筋収縮性頭痛，書痙，自律神経失調症など
6	皮膚科領域	アトピー性皮膚炎，円形脱毛症，多汗症など
7	外科領域	腹部手術後愁訴，頻回手術症，形成術後神経症など
8	整形外科領域	慢性関節リウマチ，全身性筋痛症，腰痛症など
9	泌尿・生殖器系	夜尿症，神経性頻尿，心因性インポテンスなど
10	産婦人科領域	更年期障害，機能性子宮出血，月経痛など
11	眼科領域	原発性緑内障，本態性眼瞼けいれんなど
12	耳鼻咽喉科領域	メニエール病，アレルギー性鼻炎，慢性副鼻腔炎など
13	歯科，口腔外科領域	顎関節症，口腔乾燥症，三叉神経痛など

(末松(編)，1997を一部改変)

療法，過剰なストレス反応を軽減するためのリラクセーション技法，ストレッサーに対する考え方やコーピングの変容を目指した認知行動療法などが有効である。

6　ストレスと健康増進の方法

　前述したように，ストレス反応の表出が過剰であったり長期にわたると，個人の健康状態に悪い影響を与える。ストレス反応の低減や過度のストレス反応を表出させないことを目的とした体系的介入法がストレスマネジメントである。したがって，この方法はストレスに関連する疾患への予防的な働きかけ，あるいは健康増進行動の1つでもある。

　坂野ら(1995)は，ストレスマネジメントのパッケージ構成として，

表4-4　自律訓練法

第1公式	四肢重感（両腕両足が重たい）
第2公式	四肢温感（両腕両足が温かい）
第3公式	心臓調整（心臓が規則正しく打っている）
第4公式	呼吸調整（呼吸が楽だ）
第5公式	腹部温感（胃の辺りが温かい）
第6公式	額部涼感（額が涼しい）

①刺激への介入，②評価過程への介入，③対処技法への介入，④ストレス反応への介入，の4つをあげている。これは，ラザルスとフォルクマンの理論や，これに基づいて行われた数多くの研究成果を取り入れたものといえる。上記①〜④の各介入ターゲットによって，環境調整，認知療法，社会的スキル訓練，あるいは自律訓練法などの技法があげられる。

　なかでも，自律訓練法や漸進的筋弛緩法などのリラクセーション技法は，日常生活の中で生じるストレス反応を軽減し，個人の心身の健康を高め，疾患を予防するための有効かつ手軽な健康増進法とされている。自律訓練法は，シュルツ（Schultz, J. H.）によって催眠研究の中から開発された技法である。「両腕両足が重たい」「両腕両足が温かい」などの言葉を頭の中で繰り返すことによって，心身をリラックスさせるものである（表4-4）。基礎となる第1，2公式をマスターするだけでも，不安や緊張といったストレス反応をセルフコントロールできるとされており，心身症の治療技法としても多用されている。

　自律訓練法は低年齢の子どもには適用が難しいのに対して，漸進的筋弛緩法は小さな子どもにも比較的簡単に行えるリラクセーション技法である。ストレス状態＝筋緊張，リラックス状態＝筋弛緩，という原理に基づいて，意図的に筋緊張してから一気に筋弛緩することで，心身のリラックスを得ようとするものである。たとえば，三浦（2002）は中学生に漸進的筋弛緩法を実施し，その前後で心身の主観的なストレス度（0点〜100点）が十分に低下することを報告している（図4-5）。

自律訓練法,漸進的筋弛緩法は,いずれもストレスの心身相関に着目した科学的技法であり,ストレスマネジメントではよく用いられている。

ストレスマネジメントは,心身の健康増進や予防的介入として集団に実施したり(一次予防),ストレスに関する問題を抱えた個人を対象(二次予防)としたりする。また,子どもから成人まで幅広い年齢層が対象となり,職場や学校などさまざまな領域で実践されている。プログラム内容は,心理的ストレスのメカニズムに関する理解とリラクセーション技法の習得から構成されているものが多い。

竹中ら(1994)が小学校の学級で行った例では,①第1回目授業:「気持ちの落ち着け方」「腹式呼吸」「顔マッサージ」,②第2回目授業:実際のストレス場面の理解と,それに伴って起こる身体反応への気づき,③第3回目授業:腹式呼吸と漸進的筋弛緩法,といった内容になっている。これ以外にも,心理的ストレスの理解として,ストレッサーに対する認知的評価やコーピングの役割を考える内容が盛り込まれた試みもある。欧米では,このようなストレスマネジメント研究は1980年代後半から盛んに行われ成果をあげている。わが国では近年になって,学校現場や産業場面での実践報告が増えてきている。

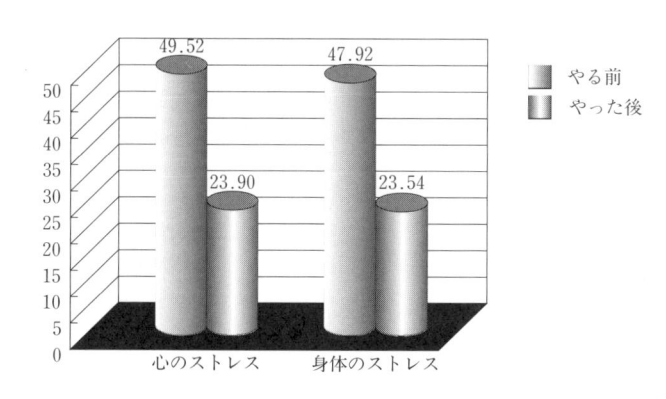

図4-5 中学生に漸進的筋弛緩法を実施した前後の心身の
　　　　ストレスの変化(三浦,2002を一部改変)

文 献

Billings, A. G., & Moos, R. H. 1981 The role of coping responses and social resources in attenuating the stress of life events. *Journal of Behavioral Medicine*, **54**, 139-157.

Billings, A. G., & Moos, R. H. 1984 Coping, stress, and social resouces among adults with unipolar depression. *Journal of Personality and Social Psychology*, **46**, 877-891.

Byrne, D. 1961 The repression-sensitization scale: Rationale, reliability, and validity. *Journal of Personality*, **29**, 334-349.

Holmes, T. H., & Rahe, R. H. 1967 The social readjustment rating scale. *Journal of Psychosomatic Research*, **11**, 213-218.

Johnson, J. H., & Sarason, I. G. 1978 Life stress, depression and anxiety: Internal-external control as a moderator variable. *Journal of Psychosomatic Research*, **22**, 205-208.

Kobasa, S. C. 1979 Stressful life events, personality, and health: An inquiry into hardiness. *Journal of Personality and Social Psychology*, **37**, 1-11.

Latack, J. C., & Havlovic, S. J. 1992 Coping with job stress: A conceptual evaluation framework for coping measures. *Journal of Organizational Behavior*, **13**, 479-508.

Lazarus, R. S., & Folkman, S. 1984 *Stress, appraisal, and coping.* New York: Springer.

Lazarus, R. S., & Launier, R. 1978 Stress related transactions between pearson and environment. In L. A. Pervin & M. Lewis (Eds.), *Perspectives in interactional psychology*. New York: Plenum Press.

Lovallo, W. R., & Pishkin, V. 1980 Performance of Type A (coronary prone) men during and after exposure to uncontrollable noise and task failure. *Journal of Personality and Social Psychology*, **38**, 963-961.

Miller, S. M., & Mangan, C. E. 1983 Interacting effects of information and coping style in adapting to gynecologic stress: Should the doctor tell all? *Journal of Personality and Social Psychology*, **45**, 223-236.

三浦正江 2002 中学生の学校における心理的ストレスに関する研究 風間書房

Pearlin, L. I., & Schooler, C. 1978 The structure of coping. *Journal of Health and Social Behavior*, **19**, 2-21.

Pittner, M. S., & Houston, B. K. 1980 Response to stress, cognitive coping strategies, and Type A behavior pattern. *Journal of Personality and Social Psychology*, **39**, 14-157.

坂野雄二・大島典子・富家直明・嶋田洋徳・秋山香澄・松本聡子　1995　最近のストレスマネジメント研究の動向　早稲田大学人間科学研究，**8**, 121-141.

Selye, H.　1936　A syndrome produced by diverse nocuous agents. *Nature*, **138**, 32.

Speisman, J. C., Lazarus, R. S., Mordkoff, A., & Davison, L.　1964　Experimental reduction of stress based on ego-defence theory. *Journal of Abnormal and Social Psychology*, **68**, 367-380.

末松弘行(編)　1997　心身医学　新版　朝倉書店

竹中晃二・児玉昌久・田中宏二・山田冨美雄・岡浩一郎　1994　小学校におけるストレス・マネジメント教育の効果　健康心理学研究，**7**(2), 11-19.

《topics》

❀惨事ストレスカウンセリング　－傷ついた心のケアが必要とされるとき－

　強い精神的ショックを受けた人に対する"心のケア"の重要性が日本でよく知られるようになったのは，1995年の阪神淡路大震災や地下鉄サリン事件がきっかけです。大規模災害，凄惨な犯罪などに遭遇した場合，人によって差はあるものの，身体的外傷とは別に精神的に大きなダメージを受け，心の傷として残ることが多くあります。出来事の再体験，出来事の回避，感情・思考・行動の変化，認知・感覚の変化，過度の興奮などの症状があらわれ，心的外傷後ストレス障害（PTSD）となり，仕事や生活に深刻な影響を及ぼすことがあります。

　2001年にアメリカで発生した同時多発テロ事件では，惨事の衝撃とともに，世界中の多くの人に，災害被害者だけでなく災害現場の救出や支援活動に関わって働く人たちも同様に，心が傷ついたり疲れたりしていること，そして，それに対するケアが必要であることが認識されました。

　緊急時支援者のケアの過程に，デフュージング（defusing）とデブリーフィング（debriefing）があります。デフュージングとは，発生から48時間以内に，対象となる現場で活動した者同士が直後の感情を表出して自由に話し合い，ストレスの発散をはかる目的で行われ，ピア・カウンセリング（peer counseling）の形態をとります。デブリーフィングとは，発生後48～72時間の間に，長期に問題を引きずることを防ぐために専門家により行われるグループカウンセリングです。それぞれの反応を共有することで特異性，異常性についての感覚を減少させ，思考に焦点をあてた認知的手法を用います。

　災害支援活動を行う人びとに対する"危機介入"は，即時の心理的応急手当てをさすもので，災害事件の後で起きる急性ストレスや機能障害，心的外傷を減らす援助をすること，そして，必要ならば，心理的専門家へのリファーを目的とします。彼らが感情のコントロールを取り戻し，以前のレベルまで機能を回復し，再び仕事を遂行する力があるという確信を取り戻すための方法が模索されてきました。ニューヨークの同時多発テロ事件の緊急時支援者への対応は，カウンセリングマインドが必要とされるものとして注目され，日本でも，消防や警察関連の援助活動に関わる人たちのためのシステム作りが考えられています。

（野口京子）

第5章
健康とパーソナリティ

1 健康をつくるパーソナリティ

2つのパーソナリティ因子──健康因子と疾病因子

　病気にかかりにくく，いつも元気で不愉快なことに悩まされることなく，長生きをする人のパーソナリティは，どのようなものであろうか。健康に関わる心理・行動様式の特徴をかたちづくる要因として，2つのパーソナリティ因子が明らかにされている。1つは異常，障害，欠陥状態などから遠ざかり，心身の健康を導く傾向が著しいものであり，健康 (health：H) 因子と呼ばれている。もう1つは，癌，心筋梗塞，脳卒中などの慢性身体疾患の発症を誘発するような，不健康状態に関わる行動様式や，生活習慣を促進する傾向が著しいものであり，疾病 (disease：D) 因子と呼ばれている。これまでに，このような因子に関する数多くの追跡調査研究が行われてきた。たとえば，何かを生み出すような生産的な生活を営む人，生きがいをもち自律的な生活を送る人，人生の成功者などの心理・行動様式の特徴に関する事例研究や，また発達の初期の段階に顕著にあらわれるパーソナリティ特性

（H因子）を測定しておくと，それによって健康を維持し，長寿をまっとうする人びとを，統計学的に予測することができるという研究などである。このようにして年齢，性別，社会，経済，教育などの要因（危険因子）を統制した後でも，このようなH因子「健康に役立つパーソナリティ（personality which makes for health）」の存在が明らかにされてきた。

　その後，このような「健康を促進するパーソナリティ」の全体像（H因子のさまざまな結びつき方）に関する心理学的メカニズムが解明されるようになってきた。その手がかりの1つは，「自分がその都度体験する心理状態が，どのようなものなのかがわかりにくく，不愉快な気持ちに気づいたり，区別したり，言葉で言い表したりすることができないで，身体の危険信号（illness perception：身体の異常に関する知覚）と自分が実際に抱いている気持ちや考えの内容を結びつけたり，それらの間の違いを見出したりすることができにくいこと」である。したがって，このような特徴をもつ失感情症（alexithymia）の診断尺度は，アイゼンク・パーソナリティ検査（Eysenck Personality Questionnaire：EPQ）の神経質傾向（neuroticism：N）と正の相関，外向性（extraversion：E）と負の相関，また身体愁訴（somatic complaints）と正の相関を示している。このことから，このような特徴（alexithymia）や神経質傾向，身体愁訴などの診断尺度は，非H尺度（健康に役立つパーソナリティの逆の傾向を測定する尺度，すなわちD尺度）として用いることができる。

健康を促進するH因子

　以上のような非H尺度の特徴に対して，自己統制性（self-directedness）の要因や，EPQのN得点が低く，日常生活でのストレス刺激に対する交感神経の覚醒反応が低い特徴，E得点が高く，まわりの人たちから心の支えとなるような刺激（social support）を受けやすい特徴などは，H因子との間に正の相関を示している。また，頑丈なたくまし

い特徴を示す強健性 (hardiness) は，もともとそのようなパーソナリティとして研究が積み重ねられてきたものであり，H因子の直接の予測変数として知られている。EPQのタフ性(toughmindedness：P)の次元は，このような物事に動じない（心が傷つきにくい）耐性型（抵抗型）の特徴を示すものであり，〔外向（E^+），情緒安定（N^-），タフ（P^+）〕の傾向（そのような得点構造）は，良好な生活の質 (favorable quality of life：QOL or HRQoL) を導くH因子の指標として用いられている。このようなH因子は，さらに楽観的な思考傾向(optimism)や闘病意欲（fighting spirit），自己効力（self-efficacy），健康志向性(health oriented individual)，協調的パーソナリティ (interdependent personality) などの，構成概念とも直接結びつくものである。

　これらの多くのH因子がさまざまに組み合わさって，ストレス体験を一人ひとりの特性に応じて（個人に見合った）自らが耐え得る（対処できる範囲内の）最小限のレベルに維持して（調整して），ストレスに起因する慢性身体疾患の発症を，未然に防ぐような働きをする「健康を促進するパーソナリティ」をつくり上げていく。H因子の代表的なものである自律性（personal autonomy：P-A）や，統合的な働きをする自己調整性（self-regulation：S-R）に関する15年にわたる未来予測的研究によると，S-RやP-Aの因子をより多くもつ人の癌や，心筋梗塞，脳卒中などによる死亡率は，そうでない人たちのほぼ8分の1であった。このことから「健康をつくるパーソナリティ」は，食事や運動，喫煙，飲酒などの生活習慣からもたらされる危険因子の影響を低減させ，人びとの健康の維持，増進にとって大きな影響をもつことがわかる。

　H因子をかたちづくるパーソナリティのE, N, P特性と高い相関を示す遺伝子（D4DR, 5HTT genes）の存在が明らかにされているが，自己訓練（セルフケア）や，認知行動療法によるこのような特性の(H因子を増加させる方向への）変容も可能である。「健康をつくるパーソナリティ」は，個人の日常生活での努力によってかたちづくられるも

のであることも忘れてはならない。そのためには、自分のパーソナリティ（H因子やD因子）についてよく知ることが、まず何よりも大切なことである。

2　疾病誘発パーソナリティ

疾病を促進するD因子

　癌、心筋梗塞、脳卒中などの慢性身体疾患の発症や進行の過程の多くは、さまざまな遺伝子の組合せによる生得的要因と、生活習慣や生育環境などの後天的要因との相互作用によるものであるが、そのあらわれ方にはパーソナリティを構成する、さまざまな特性の調節要因としての役割が大きく関わっている。過度の不安や怒り、いら立ち、いつまでも続く不快な気持ち、気分のすぐれない状態などや、それらの必要以上の抑制、抑うつ傾向、どうしようもない失望や落胆の持続、心の傷つきやすさ、抵抗力や欲望のなさ、心の支えを得ることのできにくい人との交流の欠如や対人不信、あるいは、自律性や自制心、自信・意欲の欠落などによる自発的行動の著しい低下などへの傾向が、そのような特性（D因子を構成するもの）をかたちづくっている。これらの特性は、日常生活の苦悩に満ちた体験や困難な出来事(stressor)への対処や低減化、耐性など（のH因子）を導くうえで、大きな負の役割を演じている。

　このような心理・行動様式の特徴は、「健康を促進するパーソナリティ（H因子）」とは逆の「疾病の発症や進行を促進するパーソナリティ（D因子）」を構成するものであり、健康増進とは逆の方向への神経・内分泌・免疫系・代謝系の変化（病気の過程）を導いていく。発症前後の癌患者の心理・行動様式の特徴は、内向〔E〕、情緒不安定〔N^+〕、ソフト傾向〔P^-〕、偽装性・危険性〔L^+〕（EPQ の lie/dissimulation/

defensiveness）の結びつきによって理解される。〔E⁻〕はふだんの覚醒水準が高く，いつも緊張していて少しの刺激に対しても過敏に反応し，人との交流や親しい人たちからの心の支え（social support）を得ることができにくく，〔N⁺〕は気分がすぐれずいらいらしていて，落ち込みやすく不安がちであり，〔P⁻〕は人やまわりの出来事から大きな影響を受け耐えることができず，心が傷つきやすく，〔L⁺〕は不快な気持ちを抑えて（内に込めて）外に表すことができず，慢性的な欲求不満が持続して，内的不適応状態や対処不能状態に陥りやすい傾向を導くことになる。

パーソナリティの働きとQOLの関係

　これらのパーソナリティ次元の働きはさまざまに組み合わさって，疾病誘発に関わる行動過程や知覚様式を導いていく。発症前後の癌患者では，一般に不快感情の持続的な抑制（偽装）を導く〔L⁺，N⁻〕の結びつきが著しく，またEPQの得点構造が〔E⁻，N⁺，P⁻〕を示す癌患者（有害感覚刺激や不快感情体験への非耐性型）では，健常者やほかの病気の患者と比較して，QOL（あるいはHRQoL）が著しく低下している。健常者の疾病予防・健康増進行動の実践や慢性身体疾患にさいなまれた人たちの医療の主要な目標は，QOL（人生の質・生きがい）を高めることであり，それはQOLを高めることが自己効力（肯定的思考や自信・意欲）を高め，免疫機能や病気に対する抵抗力を増進し，病気そのものの予防や，治癒過程を促進すると考えられるからである。そして，このような，QOL（身体の健康や，病気の過程に関する知覚内容の主観的判断）は，調節要因としてのパーソナリティの働き（H因子とD因子のバランス）の上に成り立っている。

　D因子に傾いたパーソナリティに起因する日常生活の出来事（stressor）への対処の失敗の積み重ね（stress）によって，心身の緊張状態（strain）が引き起こされ，神経・内分泌機能の亢進，免疫機能の抑制や攪乱（hearth outcomes）などがもたらされ，癌などの発症が導かれる。

慢性身体疾患（癌，心臓・脳血管障害など）の発症や進行を促進するさまざまな要因（睡眠，食事，運動，喫煙，人間関係のもつれに起因するストレスなど）の影響は，このようなパーソナリティの働き（D因子）によって，相乗的に増加していく。したがって，H因子とD因子のバランスの上に成り立つ，このようなパーソナリティや個人差（一人ひとりの心身の特徴）を無視した健康法（health practice）や医療の実践は，しばしば不健康状態を導き，病状が悪化していくことになる。

3　タイプA（心臓・脳血管障害誘発）パーソナリティ

　慢性身体疾患の原因や，病状の悪化，促進などに関わる生活習慣や行動様式は，行動的病原あるいは，疾病誘発行動と呼ばれ，2つの相反する行動パターンの枠組みから理解される。1つは，タイプAパーソナリティの働きによる（心臓や脳の血管障害に関わる）もので，もう1つはタイプCパーソナリティによる（癌の発症や進行に関わる）ものである。前者は，EPQの〔E^+，N^+〕の結びつき（興奮質）によって，とらえられる心理・行動様式を示すことから，過度の興奮状態や怒り，敵意，攻撃性，対人不信などの傾向が著しく，感情表出の過大，気持ちを抑制しない特徴などをもつものである。これは，後者のタイプCが〔E^-，N^+〕の結びつき（ゆううつ質）によって，とらえられることと逆の関係にあり，感情表出の抑制（内に込める）傾向とは逆の特徴を示している。
　現代人の健康を蝕んでいる（慢性身体疾患への傾向を増大させている）最大の要因は，ストレス（対処をうまく行うことのできないパーソナリティによるもの）であり，日常生活でのコミュニケーション（思考内容や，気持ちや意思の疎通の仕方）の失敗や人間関係のもつれによって，さまざまなストレスがもたらされている。ストレスに起因す

る心筋梗塞や狭心症などの冠状動脈性心疾患（Coronary Heart Disease：CHD）の発症や進行の過程にはタイプAパーソナリティが危険因子として，深く関わっている。このような，タイプAやその逆のタイプCと著しく異なる行動特徴を示すものは，タイプBと呼ばれ，EPQの〔E^+, N^-〕の結びつきによって，理解される。タイプB行動パターンは「健康をつくるパーソナリティ」そのものであり，H因子を構成し，身体疾患の予防や病状の回復の促進，健康の増進などに関わる生活習慣を導くもので，自律的・自己調制的で自己効力（肯定的思考，自信・意欲）の高い特徴を示している。

　タイプAはタイプCとともにD因子を構成し，その特徴は（タイプCとほぼ逆で）過度に活動的で自分の存在を誇示し，世の高い評価を得たいと切望し，人を支配しようとする傾向や，競争意識が強く，時間的切迫感にさいなまれ，激しい感情の表出が著しいことである。これらの行動パターンに共通にみられる特徴は，怒りや敵意に満ち，攻撃的・能動的で人を信用しようとせず(何事も人に任せることができず)，衝動的で自己主張が強い落ち着きのなさというものである。これらは，EPQの〔E^+, N^+, P^+〕の結びつきによるものと考えられ，CHDや，脳・血管障害の発症や進行には，これらの特徴をはじめ，達成意欲や欲求水準，集団帰属意識が著しく高いことなどが深く関わっている。

4　タイプC（癌誘発）パーソナリティ

癌患者とタイプCパーソナリティの関係

　「健康をつくるパーソナリティ」を構成するH因子と著しく異なる特徴を示し，癌の発症の前後の特徴や進行と深く関わるD因子はタイプCパーソナリティと呼ばれる。その特徴はタイプAとほぼ逆で，怒りや不安などの感情を抑制し表出しない傾向の持続が著しく，もの静か

で人に逆らうことなく，穏やかな態度を示し，沈みがちで，対人反応の失敗などに起因するストレスや心の葛藤，緊張状態にうまく対処することができず，落ち込みやすく，あきらめや無力感，絶望感などに陥りやすいことである。この傾向は免疫機能や病気(癌の発症や進行)に対する抵抗力，スタミナの低下を導くことになる。このような人たちの多くは，他者の言動に敏感に反応し，大きな影響を受け，それをどうすることもできないで，多くの場合一連の不快感情(ストレス状態)をいつまでも心の奥底に留めていて，慢性的な欲求不満に陥っている。

一般に癌患者は，発症の前後には過度に協力的で自己主張がほとんどみられず，他人に対して必要以上に寛容で，葛藤や対立，争いなどを避け，敵対的な態度を示さず，忍耐強い(よくがまんするような)印象を与え，嫌なことや不愉快なことはすべて否定して表現せず，自己犠牲的・他者奉仕的で，人との調和(良好な親しい関係)を切に望み，従順で(表面的には)，ほとんど興奮したりすることのないような特徴がみられる。これらは不快感情表出の抑制と不適切なストレス対処・対処の失敗という2つの側面に要約される。前者は，嫌な気分や落ち込み，不安，恐怖，怒りの感情などを故意に抑えて(心のうちに留めて表出せず)平静さを装い，肯定的な思考や自信・意欲，生きがい，利己心，自主性などの欠如につながるもので，後者は打ちひしがれた敗北感や喪失感，無力感，あきらめの意識などをもたらすものである。

これらの側面は，内向性〔E^-〕(ふだんの高い覚醒傾向，過敏性，刺激嫌悪)，情緒不安定〔N^+〕(変動性，過大反応傾向，不安・心配性)，ソフト傾向〔P^-〕(心が動かされやすい，傷つきやすい，影響を受けやすい)，偽装性・防衛性〔L^+〕(本心を表さない，自分を人に合わせて良く見せようとする)などのパーソナリティ特性の結びつきによるものであり，人間関係のもつれに起因する不快感情体験(ストレス状態)を未然に防ぐために(耐えられるレベルに維持するために)自分の気持ちを偽り抑えて，その時々の態度を装う傾向の著しい感情防衛的対人

反応を導くことになる。また，このような情動中心の対処，社会的望ましさを志向する（他律的・協調的）態度，刺激回避の傾向は，過大な自律神経反応や内分泌機能の亢進（血中コーチゾールの増加），NK（ナチュラルキラー）細胞などの免疫活性の低下などと深く関わっていく。

　予防的認知行動療法によって，思考内容や対人反応の仕方を変えて，このような特徴を減少させると，癌発症傾向は低減し，病状の進行は緩和され，化学療法などの治癒効果が促進され，免疫機能は回復し，予後の改善がみられるようになる。タイプCの中核をなす不快感情体験表出の抑制傾向が癌患者に特異的なものであることは，心臓病患者や健常者との対比によって，明確に示されている。たとえば，大きな不快感を与えるようなおそろしい映像を見せて，そのときの自律神経の興奮状態を測定し，どれだけ不安や恐怖を感じたかがたずねられた。すると，生理的に大きく興奮していたのに，不安や恐怖を感じなかったと答えた癌患者の出現率は，タイプBの健常者と比較して有意に高く，心臓病患者と比較すると，さらに著しく高いことが見出された。この実験結果から，癌患者は不快感情体験が大きいにもかかわらず，その表現を抑制する傾向が高いことがわかる。このことは，不快感情体験(生理的興奮)が大きく，それを大きく表現する（口で言う）心臓病患者(タイプA)と比較して，癌患者はその逆の特徴（タイプC）が著しいことを示している。

不快感情と免疫機能の関係

　タイプCパーソナリティを特徴づける不快感情表出抑制傾向の指標として，EPQのN尺度とL尺度の得点の比(L/N)が用いられている。この傾向は「人間関係のもつれに起因する不快感情体験（ストレス状態）を未然に防ぐために（自分が耐えられるレベルに維持しておくために），自分の気持ちを偽り，態度を相手が望む方向へ装うこと」であり，理性・感情防衛性診断尺度(Rationality/Emotional Defensiveness

Inventory：R/ED）の得点や状態・特性怒り表現検査（State-Trait Anger Expression Inventory：STAXI）の怒り抑制（AX/In）尺度の得点との間に正の相関を，また怒り表出（AX/Out）尺度との間に負の相関を，示している。したがって，一般にタイプCの癌患者は，相対的にEPQのNやSTAXIのAX/Out得点が低く，EPQのLやR/EDのRとEDの得点，またSTAXIのAX/In得点などが，いずれも高い傾向を示している。不快感情や，ストレス体験の表出抑制傾向が持続すると，自律神経の異常緊張が高まり，血中コーチゾール（ストレスホルモン）が増加し，免疫細胞の生成や活性が低下するので，タイプCの患者では癌細胞が増殖しやすくなるといわれている。このことから，認知行動療法や患者自身の努力（セルフケア）によって，自己効力を高め，闘病への自信・意欲や肯定的な考え方を取り戻し，過度の不快感情の抑制を克服できるようになると（タイプC傾向は弱まり），QOLが改善され免疫機能が高まって，癌の進行が食い止められ，予後の改善がみられるようになるものと考えられている。

5　パーソナリティとQOL（人生の質）

健康に関する生活の質──HRQoL

　健常者の日常生活の質（幸福な体験内容）を高め，健康を維持・増進していくことや，医療の質を高め患者の生きがいや充実感，闘病への自信・意欲を高め，治癒効果を促進していくことなどに関わる心理・社会・文化的要因は，主観的健康感を支えるもので「健康に関わる生活の質（Health-Related Quality of Life：HRQoL）」と呼ばれている。HRQoLは，健康や病気に対する態度や価値観，人間関係のもつれに起因するストレスや，その対処の過程を調節するパーソナリティの働きによるもので，自己効力（自らの健康の維持・増進に対する自信・

意欲)を高め，健康状態や病状によって左右され，疾病の予防，治療，回復に影響を及ぼしている。したがって健康になるとは，そして病気にならないということは，人それぞれの特徴に応じてそれぞれのパーソナリティが求める HRQoL を高めることであるといえる。それは健常者や患者のパーソナリティ（心身の特徴）は，すべて一人ひとり異なるものであり，HRQoL はこのようなパーソナリティによって，決まるものだからである。人は誰でも，みなさまざまな日常生活や医療の状況のもとで，このようなパーソナリティに見合った自分自身の独自の HRQoL がより良くなっていくような場を求めていくものである。

健康な生活習慣は，一人ひとりのパーソナリティ（心身の特徴）にぴったり合った HRQoL の可能なかぎりの向上・維持をもたらし，さまざまな治療法や予防法の効果を促進する。HRQoL を高める要因の(パーソナリティに基づく）活性化や，低下させる条件の除去に関する研究によって，日常生活や病気療養中の HRQoL（心理社会的ストレスとその対処）の変化が，免疫機能や自然治癒力にさまざまな影響を及ぼすようになるものと考えられている。人それぞれの（個人に見合った）HRQoL の向上による病気の予防や治療の促進などの過程の解明が，パーソナリティーの機能をふまえて，ストレス対処行動法や社会的支援（人間関係の質）などへの介入を通して行われている。

HRQoL の標準化された測定法(HRQoL-20など)では，1．身体の調子，2．疲れやすさ，3．気分，4．自分がしたいことができる，5．日常生活で気にかかること，6．ストレス(いらいら)の解消，7．身体の異常感，8．身体の痛み，9．病気が治らないのではないかと考える，10．いらいらする，11．病気であることを忘れる，12．身体の不快感，13．孤独感，14．食欲，15．よく眠れる，16．他人が自分を必要としている，17．生活に不安を感じる，18．人とのつき合いがうまくいっている，19．大事にしているものがある，20．生活に満足している，などの心身・社会・文化的側面に関する健常者と患者の双方に機能的に等価な妥当性，信頼性の高い尺度が用いられている。

今日の医療とパーソナリティの関係

　今日の医療では，従来の生理・化学的指標（客観的・画一的内容）よりもむしろ，一人ひとりの患者が回答するHRQoLの得点（主観的・個別的内容）が，病気治療の成績を判定する測定値や健康回復の度合いを示す手がかりとして，注目されている。このようなHRQoL（疾病知覚の主観的判断）の内容にはさまざまな要因が影響を及ぼすが，最大の要因はパーソナリティである。EPQとHRQoL-20の得点の間の関係をみてみると，年齢や性別，教育，経済状態などの要因に関わりなく，癌患者では外向性〔E^+〕，情緒安定性〔N^-〕，タフ傾向〔P^+〕，偽装性〔L^+〕が，しかし健常者では〔E^+, N^-, L^+〕のみが，高いHRQoL得点を予測することが明らかである。このようなパーソナリティ特性の得点構造のうち，〔E^+, N^-, P^+；刺激耐性型〕とHRQoL状態（身体・症状・心理・社会的側面に関する知覚体験内容の主観的判断）との結びつきは，癌患者で（健常者より）著しいものであるが，〔N^-, L^+；感情抑制型〕や〔E^+, N^-；楽観的あるいは肯定的思考化傾向〕との結びつきは，癌患者と健常者で等しくみられるものであることがわかる。これを癌の種類別にみると，胃癌では（人との交流や，親しい人たちからの心の支えを得ることができやすい）外向的でタフな，そして社会的望ましさ（協調性）を志向するパーソナリティの持ち主〔E^+, P^+, L^+〕が，また乳癌では情緒安定型〔N^-〕の（物事にこだわらない，穏やかな）パーソナリティをもつ患者が，高いHRQoL得点を示すことがみられている。また，初期（第1期）の胃癌患者では，タフで協調性の高いパーソナリティ〔P^+, L^+〕の持ち主が，そして乳癌では（機嫌がよく，いらいらしたり落ち込んだり，不安になったり，することの比較的少ない）情緒安定性〔N^-〕の著しい患者が，より良いHRQoLを示している。癌が進行すると，このようなパーソナリティとHRQoLとの結びつきはさらに異なったものとなる。病期が進行した（第2期，第3期の）乳癌患者では，緊張したりすることが少なく，社会的支援（social support）効果をより多く受けることができる外向的で物事に

動じない(心が傷つきにくい)強健なパーソナリティ[E⁺, P⁺]の持ち主が,より高い HRQoL 得点を示すことが明らかにされている。

文 献

Bandura, A. 1992 Self-efficacy mechanism in psychobiologic functioning. In R. Schwarzer (Ed.), *Self-efficacy: Thought control of action*. Washington, DC : Hemispher. Pp.355-394.

Eysenck, H. J. 1994 Cancer, personality and stress : Prediction aprevention. *Advances in Behavour and Therapy*, **16**, 167-215.

Eysenck, H. J. 1998 Personality, stress and cancer : Prediction and prophylaxis. *British Journal of Medical Psychology*, **61**, 57-75.

Eysenck, H. J., & Eysenck, S. B. G. 1993 *Manual of Eysenck Personality Questionnare-Reviced*. London : Hodder & Stoughton.

Kaplan, R. M., Shigehisa, T., & Oldenburg, B. 1996 Health policy, international variation and doctor-patient interaction. *Japanese Health Psychology*, **4**, 23-49.

Kneier, A. W., & Temoshok, L. 1984 Repressive coping reaction in patients with malignant melanoma as compared to cardionascular disease patients. *Journal of Psychosomatic Medicine*, **28**, 145-155.

Shigehisa, T. 1995 Personality a cancer : A cross-cultural perspective. *Annals of Cancer Research and Therapy*, **4**, 5-19.

重久 剛 1995 健康心理学 伊藤隆二・松本恒之(編) 現代心理学25章 八千代出版 第12章

重久 剛 1998 人間の心理・行動様式――人間関係と教育と健康―― 八千代出版

重久 剛 2001 癌患者の QOL 測定への性格特性の影響 日本癌病態治療研究会誌,**7**, 33-37.

Spielberger, C. D., & Sydeman, S. J. 1994 State-Trait Anxiety Inventory and State-Trait Anger Expression Inventory. In M. E. Maruish (Ed.), *The use of psychological tests for treatment planning and outcome assessment*. Hillsdale, NJ : Laurence Earlboum, Chapter 13.

山岡和枝・林 文・林知己夫・重久 剛・渡辺満利子 1996 性格特性の QOL 測定への影響 健康心理学研究,**9**, 11-20.

《topics》
❖笑い・ユーモアと健康

　ユーモアを感じ，笑うことが健康支援につながることの科学的根拠を得る契機となったのが，喜劇映画を見て笑うことで重い膠原病から回復したノーマン・カズンズ（Cousins, N., 1979）の逸話です。その後，「ユーモアがわかる」「ユーモアは大切なものと思う」などの側面から構成されるユーモアのセンスをもつことが，不安や情動の混乱などの心理的ストレス反応を軽減するという多くの調査結果（上野ら，1992など）が示されています。
　このユーモア体験や笑いは，どのような過程でストレス緩和や健康支援の効果をもたらすのでしょうか。笑いという大きな呼気を伴う生理的－身体的活動が直接に心肺などの内臓活動を活性化する。また笑うことがNK（ナチュラルキラー）細胞の活性水準を適正化する（伊丹ら，1994），分泌型免疫グロブリンA（S-IgA）の濃度を上昇させるなどの免疫機能を活性化することが示されています。
　さらに，笑うことには心的緊張を減少させるカタルシス効果がみられ（Scheff & Scheele, 1980など），不快な情動を追いやり快い情動をもたらすことによる精神的健康面の支援も考えられます。
　またユーモアを感じるには，ものごとを二元的に，とくに不調和な具合に（たとえば「自動ドアの前の幽霊」）認知する必要があるとされますが，このユーモラスなものの見方がストレス状況を認知的に肯定方向に転換することによる対処となると思われます。

〔高下保幸〕

[文　献]
カズンズ N.　松田 銑(訳)　1996　笑いと治癒力　岩波書店
　(Cousins, N. 1979 *Anatomy of an illness*. New York：Bantam Books.)
伊丹仁朗・昇　幹夫・手嶋秀毅　1994　笑いと免疫能　心身医学, **34**, 566-571.
Lefcourt, H. M., & Martin, R. A.　1986　*Humor and life stress: Antidote to adverity*. New York：Springer-Verlag.
Scheff, T. J., & Scheele, S.C.　1980　Humor and catharsis: The effect of comedy on audience. In P. H. Tannenbaum (Ed.), *The entertainment functions of television*. Hillsdale, NJ：Lawrence Erlbaum Associates.
上野良重・高下保幸・原口雅裕・津田　彰　1992　ストレス緩和要因としてのユーモアのセンス　人間性心理学研究, **10**, 69-76.

第6章
健康行動と生活習慣の形成

1 健康行動とは

　健康行動（health behavior）とは自己の心身の健康を維持・増進したり，病気予防や病気回復のために行う行動全般をさしている。ケスルとカブ（Kasl, S. V. & Cobb, S., 1996）は，その活動内容から健康行動を，①健康的な食事や十分な睡眠の確保など，病気を予防するためになされる行動（health protective behavior），②けがや心身不調のために治療を求める病気行動（illness behavior），③服薬や休養など病気回復のために行う病者役割行動（sick-role behavior），のように分類している。また，健康の段階によって，①健康増進行動，②病気予防行動，③病気回避行動，④受療行動・病気対処行動，⑤患者・障害者行動，などのように分類する考え方もある（宗像，1990）。
　このように，健康行動のとらえ方にはさまざまな考えがあるが，基本的には単に病気予防的あるいは病気回避的であるというだけではなく，より豊かな社会生活と内面生活を過ごすための前提として望ましい健康状態を形成・維持・増進させることに方向づけられた行動であ

ることを意味している。

2　健康行動を決定する要因

　健康行動を決定する要因は、身体的素因、性格などの個人内要因から職業、社会経済的状態などの環境要因まで広範囲にわたっている。図6－1は、健康行動（あるいは病気行動）にどのような要因が影響を及ぼしているかを示したものである。レヴィンタールら(Leventhal, H. et al., 1980) は、健康行動を予測する規定因子として、学習や強化、モデリング、社会的規範などの社会因子、加齢や遺伝性疾患などの身体的素因、ストレス、緊張、不安、抑うつなどの情緒因子、痛みや疲労などの症状知覚、個人や健康専門家のもつ健康信念(health belief)などの諸要因が働いていることを指摘する。個人が健康行動を実践する際には、自分自身の生活について自分で統制できると知覚する自己効力感 (self efficacy) や健康についてどのような態度や信念をもっているかによるところが大きいので、その個人の健康行動を予測するには本人の健康と疾病についての考えと態度を知ることが重要になる。

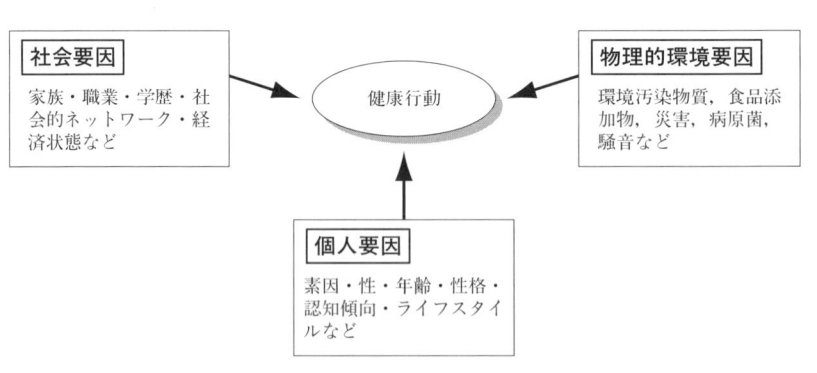

社会要因		物理的環境要因
家族・職業・学歴・社会的ネットワーク・経済状態など	→ 健康行動 ←	環境汚染物質、食品添加物、災害、病原菌、騒音など

	個人要因	
	素因・性・年齢・性格・認知傾向・ライフスタイルなど	

図6－1　健康を脅かすリスク要因

第6章　健康行動と生活習慣の形成

3　健康行動をつくるモデル

　健康行動を積極的に取り組んでいる人がいる一方で，病気の危険性を指摘されながらも一向に健康に配慮しない人がいるように，健康への態度や取り組みは多様である。こうした健康に対する態度や意志決定過程を説明するのが社会認知モデルである。

健康信念モデル
　ローゼンストック（Rosenstock, I. M., 1966）は予防接種への受診行動などの分析から，ある健康行動を実践する意志決定は基本的に，その健康行動を行うこと，行わないことによってもたらされる利益と

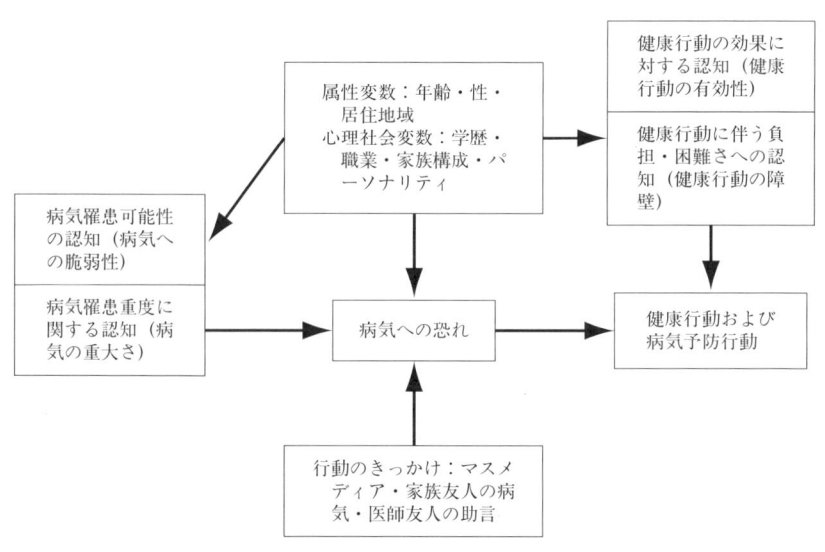

図6－2　**健康信念モデル**（Becker & Mainman, 1975）

不利益との比較判断に基づくと考えて,健康信念モデル(Health Belief Model：HBM)を提唱した。HBMはその後ベッカーとメインマン(Becker, M. H. & Mainman, L. A., 1975) によって改訂され,図6－2に示すように,①もし,現在の健康状態を放置していれば病気になるかもしれないという認知,②病気になったときの重大さに関する認知,③健康行動を実践することで病気を回避できる可能性とそれによる利得の認知,④健康行動を実践するうえでの負担や困難さに関する認知,などの要因によって構成される。さらに,こうした認知要因を規定する外部影響変数として性・年齢などの人口動態変数,家族・職業・学歴・パーソナリティなどの心理社会的変数,行動の契機要因としてマスメディアの影響,親などの身近な人の病気,医療専門家からの忠告などが考えられている。

HBMはもっともよく知られた健康行動の説明モデルであるが,その有効性は健康診断や予防接種などの単発的な健康行動の範囲に限られ,中核的因子とみなされている「病気の恐れ」が必ずしも健康行動の準備状態を形成しないなど,仮説との不一致も指摘されている（藤内・畑,1994）。

態度モデル

次に,健康行動の実践に対する社会的期待を個人がどう認知するか

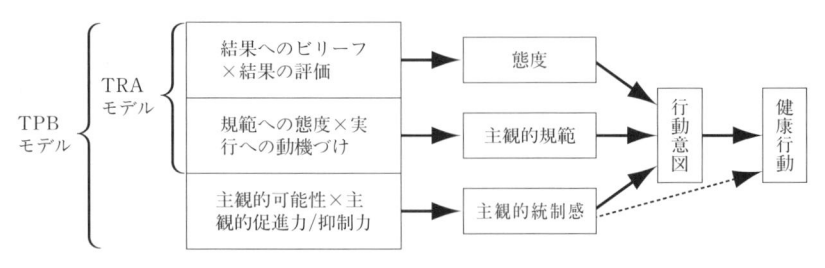

図6－3　合理的行為理論(TRA)と計画的行動理論(TPB)（Ajzen, 1991）

を説明する態度モデルとして,エイゼンとフィッシュバイン(Ajzen, I. & Fishbein, M., 1980) による合理的行為理論 (the Theory of Reasoned Action:TRA) とさらにエイゼン(1991) によって拡張された計画的行動理論 (the Theory of Planned Behavior:TPB) がある(図6-3)。

　TRAモデルでは「行動意図」を健康実践にもっとも直接的な影響を与える要因とみなしている。この行動意図は「行動への態度」と「主観的規範」によって規定されると考えられている。さらに「行動への態度」はある健康行動の実践がある結果をもたらすとする信念とその行動についての評価によって決定され,「主観的規範」はある健康行動を実践することがどのくらい他者の期待に沿うかの認知とその期待に沿おうとする個人の態度によって規定される。しかし,TRAモデルでは自覚なしで行う行動や習慣化された行動に対して適切に説明することができないという批判がなされたため,TPBモデルではある健康行動の遂行が容易であるか,困難であると感じるかを評価する主観的統制感 (perceived control) が付け加えられた。主観的統制感は,内的統制要因(その行動を実行できる技術や能力,情報など)と外的統制要因(障害,運など)を考慮して,特定の行動遂行を可能とする信念である。

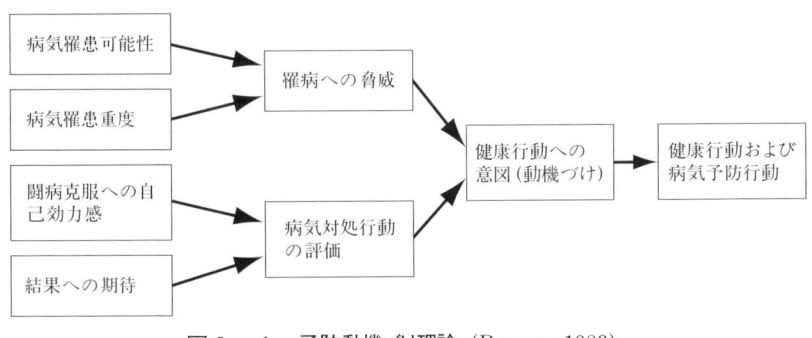

図6-4　予防動機づけ理論 (Rogers, 1983)

健康予防の動機づけ理論

また,健康を脅かす情報がどのように評価され,行動に結びつくかを説明するモデルとして,健康信念モデルと社会認知理論を組み合わせた予防動機づけ理論(Protective Motivation Theory：PMT)がロジャーズ(Rogers, R. W., 1983)によって提唱された。PMTでは,図6-4で示すように,健康に対する脅威は病気にかかる可能性と病気になったときの重さによって影響され,他方,病気への対処行動は「自分は健康になる自信がある」という自己効力感と「このようにすれば予想した成果が得られるはずだ」という結果期待によって規定されると考えられる。さらに,自己効力感と結果期待は健康維持に適切あるいは不適切な行動を選択する意図に影響を及ぼし,行動意図は個人の健康への動機づけに大きく影響される。しかし,痛みや不快などの症状が軽減したり健康が回復すれば,健康行動に対する意欲は低減すると考えられるため,PMTによって健康行動を継続させる仕組みを十分説明することはできない。

これまでの3つの態度モデルでは,歯磨きのような習慣化した健康行動やダイエットや性行動のような情動的要因によって大きく影響を受ける行為,あるいは徐々に変容しつつ長期に継続されるなどの時間的要因が含まれる健康行動を十分説明することが難しいという問題点が指摘されている。

健康行動の自己統制モデル

こうした点をふまえて,シュワルツァー(Schwarzer, R., 1992)の健康行為過程アプローチ(Health Action Process Approach：HAPA)では,健康行動を自己効力感に規定されたもっとダイナミックな変化過程として位置づけている。すなわち,①個人はまず動機づけ段階としてある行動を行うかどうかの意図が働き,次に②行為段階として目標達成するための行動化および継続の計画が作成される。禁煙行動を例にとれば,個人は健康リスク知覚(例,タバコを吸うと息

苦しい，肺ガンが怖い），結果期待（例，禁煙したら健康になれるし，まわりは自分を見直すだろう），自己効力感(例，タバコをやめる自信がある）などの動機づけ要因から影響を受け，禁煙を意図するものと考えられる。さらに，禁煙意図は意志（例，必ずタバコをやめてみせる），状況（例，まわりの誘惑や支持，ストレス状態），行動のコントロール（例，人に勧められても吸わない）などの行為要因に反映され，統合された自己統制過程として機能することによって禁煙行動が維持されると考えるのである。なお，時間経過とともにしばしば停滞や脱落のリスクが生じるが，自己効力感は過程全体に影響し，かつそれらを調整する要因として位置づけられている。

このほかウォルストンら(Wallston, K. A. et al., 1978)による主観的健康統制感に焦点づけたヘルス・ローカス・オブ・コントロール(Health Locus of Control) やプロチェスカとディクレメンテ（Prochaska, J. O. & DiCremente, C. C., 1984）による健康行動変容の段階的展開を説明する通理論モデル（transtheoretical model）などが知られているが，現在のところ，すべての健康行動を適切に説明できるモデルは確立されていない。

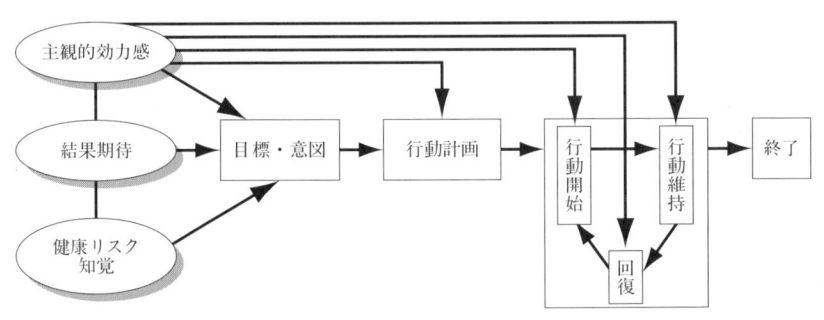

図6－5　健康行為過程アプローチ(Schwarzer, 1992)

4　ライフスタイルの点検

　WHOオタワ憲章(1986)では，ヘルスプロモーションを「人びとが自ら健康を管理し，改善することができるようにするプロセスである」と定義している。このようなヘルスプロモーションをすすめるためには，人びとが主体的に自らの健康なライフスタイルを確立しようとする意識と行動が必要である。ここでいうライフスタイルとは，日常の具体的な生活様態だけでなく，個人の生きざまや健康観，人生観といった抽象的・認識論的な内容まで含まれる。したがって個人が学童期から思春期，青年期にかけてどのような教育環境のもとで，どのようなライフスタイルが形成されてきたかが，その後の人生における健康生活を大きく左右することになる。

　病気は老化や遺伝などの個人要因やウィルス感染，環境汚染その他の物理的環境要因による部分も少なくないが，慢性疾患の場合はライフスタイルを背景とした生活習慣のあり方が健康に大きな影響を及ぼ

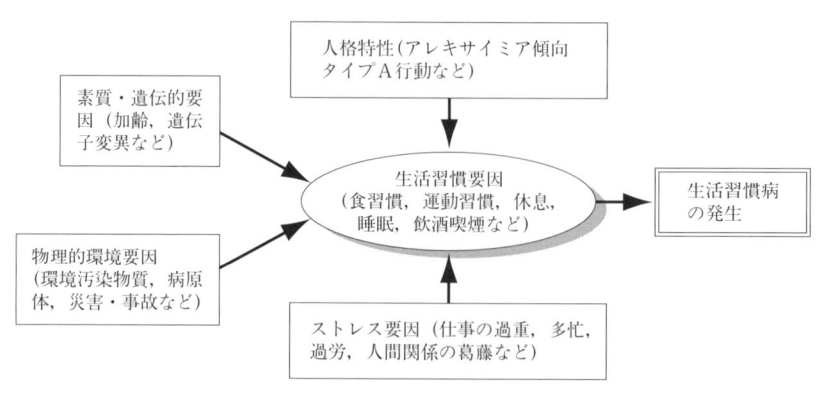

図6-6　ライフスタイルと生活習慣病との関連

す(図6−6)。慢性疾患の多くは生活を取り巻く諸要因が長期間にわたって影響し，中年期以降の体力の衰え，臓器機能の低下などによって発症するものと考えられているが，その影響要因として運動不足，睡眠不足，過食・過飲などといった生活の不摂生のほかに，仕事ストレス，心身疲労，環境汚染などの望ましくない環境要因の関与がある。このような病気に関連する悪い生活習慣要因を健康リスク因子という。

　現在わが国の主要死亡原因の約6割は癌（30%）と心疾患（15%），脳血管疾患（15%）などの生活習慣病である。近年，青少年の間に肥満，高脂血症，高血圧症などの生活習慣病が急増しているが，その背景には夜型生活，運動不足，高カロリー食品の過剰摂取，受験ストレスなどの生活の乱れによる部分が大きい。

5　予防行動

　病気リスクを低減するためには，良い健康習慣づくりと悪い健康習慣の改善が必要である。それは健康を阻害する危険因子を発見し，それを改善もしくは除去することでもある。病気予防に焦点づけた健康への取り組みは「川の上流志向」と呼ばれる考え方で，病気過程を川の流れになぞらえて，上流で川に落ちた人（病人）を下流で救おうとする（病気回復に努力する）よりも上流で川に落ちない（病気にならない）ように努力する予防行動の重要性をさしたものである（図6−7）。

　予防行動には一次予防から三次予防レベルまでの取り組みがある。一次予防とは疾病あるいは不健康な状態が起こらないようにするための健康介入である。それは伝染病の予防接種，上下水道整備やゴミ処理などの環境の衛生管理，職場環境の安全管理などの公衆衛生活動以外に，望ましい健康習慣の形成，適切な衣食住環境の確保，休養，レクリエーションなどの一般的健康増進活動がある。また，職場や地域

で施行される定期健康診断は，発症していない疾病の摘発や，発見された疾病を改善していくためにも役立っている。このほか，さまざまな情報媒体を通じて地域住民に正しい健康知識を啓蒙することも一次予防の対象となる。

　二次予防は疾病や健康問題の早期発見と早期治療のことである。二次予防によって疾病の治癒，症状進行の遅延や障害度の制限，感染症の伝染防止などが可能になる。理想的には二次予防的介入の前に発病を抑止することが望ましいが，現実には一次予防的介入の実現が困難だったり，その目的が十分果たされなかったりするため，結果的に二次予防的対応にならざるを得ないことが多い。

　三次予防では病気や障害状態の改善あるいは悪化防止が目標とされる。これにより個人が現在保持している能力や機能を最大限に活用し，病気再発や生活不適応に陥るリスク要因の低減がはかられるのである。たとえば，心筋梗塞患者の術後のQOL維持や生活改善のための患者カウンセリング，糖尿病などの慢性疾患者の生活指導，脳卒中リハビリテーションとしての運動指導などがこれにあたる。こうしたリハビリテーションは医学的のみならず，心理社会的，職業訓練的側面についても必要であり，多領域の専門家のチームワークが求められる。

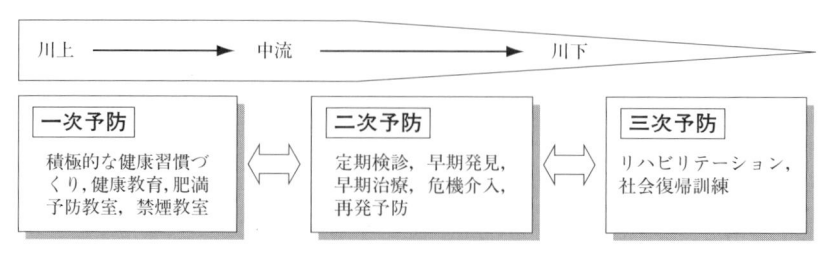

川上　→　中流　→　川下

一次予防	二次予防	三次予防
積極的な健康習慣づくり，健康教育，肥満予防教室，禁煙教室	定期検診，早期発見，早期治療，危機介入，再発予防	リハビリテーション，社会復帰訓練

図6-7　予防行動の構造

6　健康習慣の形成

　健康習慣とは，帰宅時の手洗いやうがい，歯磨き，偏食をしないなど，毎日の生活の中で自然に，自律的に行われている健康関連行動である。こうした習慣は子どものころから親のしつけや学校での保健指導などによって形成され，だいたい思春期頃までに基本的に身につき，内面化されていくものと考えられている (Cohen et al., 1990)。したがって，年齢とともにその安定度が高くなる分，成人以降の修正や改善が困難になることが指摘されている。

アラメダ郡研究

　良好な健康習慣がよい健康状態を維持し，長寿につながることを示す先駆的研究例として，ブレスロー (Breslow, 1983) がカリフォルニア州アラメダ郡で行った縦断的研究がある。アラメダ郡研究として知られるこの研究では，成人男女約7000人を対象に約10年におよぶ追跡研究を行い，さまざまなライフスタイルと死亡率との関係を調べた。その結果，①喫煙をしない，②適度の飲酒もしくは飲酒しない，③規則的に運動する，④適正体重を保つ，⑤7～8時間の睡眠時間，⑥毎朝食事をとる，⑦不必要な間食をしない，といった良好な健康習慣を維持している人ほど慢性疾患による死亡率が低いことが明らかになった（表6－1）。

健康行動の習慣化とライフスキルの獲得

　こうした良好な健康習慣を形成するうえで，子どものころからの教育的関わりが重要な役割を担っている。そのわけは，成人段階で喫煙や飲酒，望ましくない食習慣などを改善するために疾病の危険性を知

表6－1　ライフスタイルと死亡率との関係

守っている健康習慣数	十年間の死亡率（％）	
	男	女
3以下	20.0	12.3
4	14.1	10.3
5	13.4	8.2
6	11.0	7.7
7	5.5	5.3

(ブレスロー，1989)

らせて病気予防行動をめざすことよりも，子どもの段階で望ましい健康行動を意識化させ，習慣化させる方が容易かつ有効であると考えられるからである。こうした観点から，近年，健康教育の分野ではライフスキル（life skill）の獲得が児童生徒の健康習慣の形成あるいは喫煙や飲酒，不適切な性行動などの健康リスク行動の予防にとって重要な要因であると注目されている（WHO，1997）。

ライフスキルとは，意志決定，問題解決，創造的思考，目標設定力，効果的コミュニケーション，対人関係スキル，自己意識，共感性，感情への対処，ストレス対処など10の具体的対処スキルによって構成される一般的な社会適応能力である。米国健康財団による調査(1995)から，こうした能力に欠けている子どもは，喫煙，飲酒，交通安全違反などの現在および将来の健康問題に関わるリスクを多く抱える可能性があることが指摘されている。

文　献

Ajzen, I. 1991 The theory of planned behavior. *Organizational Behavior and Human Decision Making*, **50**, 179-211.

Ajzen, I., & Fishbein, M. 1980 *Understanding attitudes and predictiong social behavior*. Englewood Cliffs, NJ：Prentice Hall.

American Health Foundation 1995 *Know your body：School health program teacher's guide*. Kendal Hunt Publishing Company, USA.

Becker, M.H., & Mainman, L.A. 1975 Sociobehavioral determinants of compliance with health and medical care recommendation. *Medical Care*, **13**, 10-24.

ブレスロー L.S. 森本兼曩(監訳) 1989 生活習慣と健康 HBJ出版局

Cohen, R. Y., Brownell, K.D., & Felit, M. R. J. 1990 Age and sex differences in health habits and beliefs school children. *Health Psychology*, **9**, 208-224.

Kasl, S. V., & Cobb, S. 1966 Health behavior, illness behavior, and sick role behavior. *Archives of Environmental Health*, **12**, 246-266.

Leventhal, H., Meyer, D., & Nerenz, D. 1980 The common sense representation of illness danger. In S. Rachman (Ed.), *Contributions to medical psychology*. Vol.2. New York : Pergamon. Pp.7-30.

宗像恒次 1990 行動科学からみた健康と病気 メジカルフレンド社

Procheska, J. O., & DiCremente, C. C. 1984 *The transtheoretical approach: Crossing traditional boundaries of therapy*. Homewood : Dow Jones Irwin.

Rogers, R. W. 1983 Cognitive and physiological processes in fear appeals and attitude change : A revised theory of protection motivation. In J. T. Cacioppo & R. E. Petty (Eds.), *Social psychophysiology: A source book*. New York : Guilford Press.

Rosenstock, I. M. 1966 Why people use health services. *Millbank Memorial Fund Quarterly*, **44**, 94-124.

Schwarzer, R. 1992 *Self-efficacy: Thought control of action*. Washington, DC : Hemisphere.

藤内修二・畑 栄一 1994 地域住民の健康行動を規定する要因——Health Belief Modelによる分析—— 日本公衆衛生学雑誌, **41**(4), 362-369.

Wallston, K. A., Wallston, B. S., & DeVellis, R. 1978 Developmemt of multidimensional health locus of control (MHLC) scale. *Health Education Monographs*, **6**, 160-170.

WHO 1986 http://www.who.int/hpr/archive/docs/ottawa.html

WHO(編) JKYB研究会(訳) 1997 WHOライフスキル教育プログラム 大修館書店

《 topics 》
❖ 生活習慣病の低年齢化

　文部科学省が春の学校における定期健康診断の結果に基づいて毎年発表する「学校保健統計調査報告書」（平成14年度）は，子どもの健康問題の変化を如実に示しています。これら統計の年次推移から明らかなように，肥満傾向児（体重が標準体重の1.2倍）の割合の急激な増加，低年齢化と相まって，これまで大人にならないとかからなかった高血圧，高脂血症，糖尿病，脂肪肝，心臓疾患，胃潰瘍，アレルギー疾患といった生活習慣病が，日本の子どもたちに急増しています。

　栄養不良が健康の重要問題の時代には，"太った子どもは健康"というイメージがありました。しかし，肥満は子どもに生活面（いじめの対象になったり，不登校の原因になる可能性）や運動面（体の動きを鈍くさせ，基礎体力がつかなくなる），健康面（将来生活習慣病になる確率が高い）など，さまざまな悪影響を及ぼすことが明らかとなっており，子どもの肥満の積極的な解消が叫ばれております。

　肥満は，歪んだ生活習慣に起因しています。とくに食生活の影響は大でしょう。ＴＶゲームをしながらの"ながら食い"，ペットボトルからの飲料，子どもの大好きなハンバーガーが手頃な値段で手軽に食べられるファストフード店の普及，24時間開いているコンビニエンスストアもまた，スナック菓子などの買い食いを助長しています。子どもたちを取り巻く受験勉強やお稽古事，塾通い，人間関係によるストレスも，望ましくないライフスタイルを増長しています。食べられない・飲めない・食べ過ぎる，眠れない・起きられない，心の疲れが身体を蝕んでいます。

　"小児成人病"なる皮肉な病気の増加とその低年齢化を防ぐ手だてはあるのでしょうか。子どもの危機は，大人社会の反映だといわれます。子どもは健全に発達する権利をもつ主体者です。子どもたちのこれらの権利を守るためにも，私たち大人は健康で豊かな人生を保障する社会と生活環境を創生する責任があります。そのためには，もう一度，今の自分の生活を振り返り，健康と幸福，価値を問いかけ，健康行動モデルを子どもたちに示す必要があるのではないでしょうか。

（津田　彰）

第7章
健康行動と疾病予防

　日野原（1997）は「習慣が健康をつくり，病気もつくる」という一文の中で，次のような表現で健康行動と疾病予防について記述している。「鳥は飛び方を変えることはできない。動物は，這い方，走り方を変えることはできない。しかし，人間は生き方を変えることができる。くり返す毎日の行動を変えることにより，新しい習慣形成により，新しい習慣の選択を人間は決意できる。そして，意志と努力により，新しい行動をくり返すことにより，新しい自己を形成することができる。それは，人間と動物とを根本的に区別するものといえよう」

　健康行動と疾病予防を考えるとき，この言葉は十分吟味されてよい。本章では"運動・栄養・睡眠""安全と事故防止""栄養と食行動""食行動と肥満""飲酒""喫煙""性行動"などについて，健康増進および疾病予防に影響する社会的要因，健康関連行動の決定因，ライフスタイル要因について考えてみたい。

1　運動・栄養・睡眠

　運動・栄養と睡眠は健康を考えるときのキーワードといってもよい。総論的にいえば，いずれも"その人にとっての適度な"という条件がつく。それぞれの人の人生を構成する生き方のスタイルによって，運動・栄養・睡眠のバランスは異なるといえよう。

1　運　動

運動と肥満の関係

　はじめに運動について考えてみよう。

　ある青年は高校時代に陸上競技の選手であった。高校3年の夏休みまで欠かさずトレーニングを続け，その当時の青年の写真を見ると，スラリとしてむだな肉付きがない。ところが大学受験になり彼は志望の大学に一浪して入学した。その間の運動量は大幅に減少したものの，食事量は変わらず，大学に入学したときには立派な肥満体になっていた。いわゆる受験肥満である。

　この例のように，青年期の運動・栄養・睡眠のアンバランスが社会問題として注目されてきたのは1976年頃からである。かつて"健康優良児"として表彰された小学生たちが，大学に入学するまでに大半が肥満体となっていたというニュースが話題になった頃である。この年に，入学者の体重測定に使う秤が150kgを振り切る者が続出し，埼玉大学では教育学部・教養部・保健管理センターが協力して，このような社会的課題を研究し，実践的な対応を工夫する目的で「肥満者のエネルギー代謝に関する研究」をスタートさせた。研究はその後今日まで継続されているが，その成果は「肥満に対する心理学的アプローチ」（藤

巻ら，1977），「肥満者のエネルギー消費に関する研究」（松井ら，1978），「肥満者の運動生活と身体認識に関する研究」（藤巻ら，1979），「肥満者の運動機能と行動療法」（茨木ら，1980）などにまとめられている。

　毎春年度始めの保健管理センターの検診では，喫煙に関する調査なども並行して行われ，この研究に参加した学生たちは，キャンパス・サイコロジーという分野の研究を開拓するパイオニア・スチューデントとしても貴重な役割を担っていた。さて，その後もこうした研究は続けられているが，われわれの研究成果としては次のような領域においていくつかの成果がみられている。それらは，運動量，運動生活，食欲，自己の体格についての意識，肥満の悩み，プロポーション意識などである。まず，運動量と運動生活について述べてみよう。

運動量と生活実態との関係

　その当時，肥満の研究は中高年期の病的肥満や児童期を対象としたものが多く，一般大学生を対象にしたデータがきわめて少なかった。そこで，藤巻ら（1979）は大学生の肥満者について，その社会的成因として重要と思われる，日常生活における運動量や食生活に関する実態を，体重の正常群，やせ群と比較検討を行い，その特徴を明らかにしようと試みた。

　その結果，男子の肥満群では1週間のうち運動をする日が"0日"の者が38.9％ともっとも多く，次いで"2日"の19.4％，"1日""3日""4日""6日"がそれぞれ8.3％，"5日"5.6％，"7日"2.8％であった。正常群は"1日"がもっとも多く22.2％，次に"0日""3日"が17.8％である。これに対して男子のやせ群は，"0日"の44.4％，"3日"33.3％，"1日""2日"がそれぞれ11.1％，"4日"から"7日"は0％であった。また，それぞれの群の実施日数の平均値は，肥満群2.03日，正常群2.47日，やせ群1.33日である。一方，女子肥満群では，"1日"が28.6％でもっとも多く，次に"0日"と"3日"が21.4％，"2日"14.3％，"4日""5日"7.1％であった。正常群については"0日"

表7－1　運動実施数/週

男子

日数	肥満群 人数	%	正常群 人数	%	やせ群 人数	%
0	14	38.9	8	17.8	4	44.4
1	3	8.3	10	22.2	1	11.1
2	7	19.4	7	15.6	1	11.1
3	3	8.3	8	17.8	3	33.3
4	3	8.3	6	13.3	0	0.0
5	2	5.6	0	0.0	0	0.0
6	3	8.3	3	6.7	0	0.0
7	1	2.8	3	6.7	0	0.0
合計	36	100	45	100	9	100
平均実施日数	2.03		2.47		1.33	

女子

日数	肥満群 人数	%	正常群 人数	%	やせ群 人数	%
0	3	21.4	4	20.0	3	50.0
1	4	28.6	5	25.0	0	0.0
2	2	14.3	5	25.0	1	16.7
3	3	21.4	5	25.0	2	33.3
4	1	7.1	0	0.0	0	0.0
5	1	7.1	1	5.0	0	0.0
6	0	0.0	0	0.0	0	0.0
7	0	0.0	0	0.0	0	0.0
合計	14	100	20	100	6	100
平均実施日数	1.86		1.75		1.33	

表7－2　1日の運動時間

男子

1日の運動時間	肥満群 人数	%	正常群 人数	%	やせ群 人数	%
0～30分	19	52.8	18	40.0	5	55.6
30分～1時間	9	25.0	10	22.2	2	22.2
1時間～1時間30分	1	2.8	4	8.9	1	11.1
1時間30分～2時間	3	8.3	4	8.9	0	0.0
2時間～3時間	4	11.1	3	6.7	0	0.0
3時間以上	0	0.0	6	13.4	1	11.1
合計	36	100.0	45	100.0	9	100.0

女子

1日の運動時間	肥満群 人数	%	正常群 人数	%	やせ群 人数	%
0～30分	11	78.6	12	60.0	5	83.3
30分～1時間	2	14.3	5	25.0	0	0.0
1時間～1時間30分	1	7.1	2	10.1	1	16.7
1時間30分～2時間	0	0.0	1	5.0	0	0.0
2時間～3時間	0	0.0	0	0.0	0	0.0
3時間以上	0	0.0	0	0.0	0	0.0
合計	14	100.0	20	100.0	6	100.0

表7－3　運動する曜日

男子

項目	肥満群 人数	%	正常群 人数	%	やせ群 人数	%
決めている	8	22.2	18	40.0	1	11.1
決めていない	25	69.4	23	51.1	7	77.8
どちらでもない	3	8.3	4	8.9	1	11.1
合計	36	100.0	45	100.0	9	100.0

女子

項目	肥満群 人数	%	正常群 人数	%	やせ群 人数	%
決めている	2	14.3	7	35.0	1	16.7
決めていない	12	85.7	13	65.0	5	83.3
どちらでもない	0	0.0	0	0.0	0	0.0
合計	14	100.0	20	100.0	6	100.0

から"3日"の間に，全体の95％がほぼ均等に分散し，肥満群と類似している。やせ群は"0日"が50.0％ともっとも多く，次に"3日"33.3％，"2日"16.7％である。女子における各群の実施日数の平均値は，肥満群"1.86日"，正常群"1.75日"，やせ群"1.33日"の順である。

肥満群の1日あたりの運動時間は，男子では0～30分が52.8％と断然多く，次いで30分～1時間（25.0％），2時間～3時間（11.1％），1時間30分～2時間（8.3％）と続いている。また，女子では0～30分が78.6％，30分～1時間（14.3％），1時間～1時間30分（7.1％）と続き，1時間30分以上は皆無である。男子と女子を比較すると，女子は0～30分（ほとんど運動をしない）の者の割合が男子よりも多く，女子全体の3分の1を占め，運動時間も比較的短い傾向にあった。

肥満群と正常群との比較

これらの結果から次のようなことが判明した。1週間の運動日数と1日の運動時間については，肥満群と正常群の比較では男女ともあまり相違がみられない。ただし，男子肥満群においては，まったく運動をしないとする者が正常群よりも多かった。男子と女子を比較すると，運動日数，運動時間ともに男子の方が多い。やせ群は男女とも，3つの群の中では，運動日数，運動時間とももっとも少ない。

運動種目については，肥満群男子と正常群女子は，野球などの球技のほか，ランニング，縄跳び，散歩，柔軟・補強運動など，単独でもできる種目を選択している傾向がみられる。これに対して，男子の正常群では，野球，テニス，バレーボール，サッカーなどのように比較的多数で行う球技が中心になっている。

肥満群で，運動をする曜日を決めているのは，男子で約5分の1，女子では約6分の1で，正常群に比べてかなり少数であった。運動部に所属している者は，男子肥満群では約17％であり，正常群とほぼ同じ程度である。女子は，約7％で，男子よりも低率であり，女子の正

常群と比べても少数である。やせ群の運動部所属の割合は3群の中でもっとも低い。

自分の運動量をどのように評価しているかについては「非常に不足」「やや不足」とする者が圧倒的に多い。この傾向は肥満群とやせ群により強くあらわれており、女子においてはさらに顕著である。

食欲については、肥満群は男女とも「食べ過ぎる」とする者が大多数を占めている。正常群の男子は「普通」と自己評価する者が多いが、女子の正常群では、肥満群と同じように「食べ過ぎる」と思っている者が多かった。また、やせ群では「食欲不振」と評価している者が多い。食事の規則性および、食事の内容（バランス）に関しては、肥満群と正常群、やせ群の間に明確な相違点が見出せなかった。

2　睡　眠

睡眠と健康

アメリカ・ニュージャージー州のペンシルヴェニア鉄道沿いにある発明王エジソン記念館に、生前彼が残した日記があり、そこには、睡眠についてこんなことが書かれている。「大抵の人間が必要量の倍は食べすぎであり、眠りすぎである。それも好き好んで。この過多のおかげで、人びとは健康を害し、無能になる。1日8時間から10時間も眠る人間は、熟睡することもなければ完全に覚めた状態になることもない。彼らはひたすら24時間中、ぼんやりと夢うつつのままに過ごすのだ」（D. D. ルーンズ編：『トーマス・アルヴァ・エジソンの日記と考察』より）。

エジソンは人間が眠らずに働くために電球を発明した。明るい夜が可能になったので、1日3交代制で、機械を昼夜休ませずに使うことができ、生産性を一挙に倍増できるようになった。夜更かしが始まったのはエジソンの貢献だというと言いすぎであるが、今日のように人間が真夜中まで眠らずにいるという社会は、こうした歴史と密接につ

ながっていることは間違いない。とくに近年では，子どもから老人まで（子どもは「もっと遊びたい」という理由で，青年は「インターネットで楽しみたい」ために，勤労者は「世界の金融から目が離せない」という仕事中毒で，老人は「なかなか寝付けないのでヘッドホーンを耳につけて」）。

　ちなみに哺乳類の睡眠時間はどうなっているのか。カナダの心理学者コレン（Coren, S.）によると1日の睡眠時間は次のようである。3時間（ロバ，キリン，馬），4時間（象，山羊，羊，牛），7時間（イルカ），8時間（人間，兎，豚，モルモット），9時間（モグラ，犬），10時間（チンパンジー，アカゲザル，リスザル，ヒヒ，ハリネズミ），11時間（ビーバー，狐，ジャガー），12時間（ゴリラ），13時間（チンチラ，狼，アライグマ，クマネズミ，ハツカネズミ），14時間（ハムスター），15時間（猫，リス，シマリス，アレチネズミ），19時間（オポッサム），20時間（コウモリ）。

眠りという現象

　では，眠りとはどういう現象なのだろうか。1960年代に，脳波（Electro Encephalo Graphy：EEG）を調べることによって"眠り"という現象を明らかにしようという研究が盛んになった。最近では数マイクロボルトの電流の変化をコンピュータ・ディスクにより記録して，モニター用のテレビ画面で観察できるようになっている。目覚めている人の脳波を測定すると，脳内で起こっている低レベルのでたらめな運動がみえる。しばらくすると，リラックスしたときの脳波が出てくる。これは，周波数が低くゆっくりした波で，α波（アルファー波）という。眠りを示すものではないが，リラックス状態を表している。脳が興奮状態になると振幅が小さく不規則な波が目立ってくる。これをβ波（ベーター波）という。さらにうとうとして，睡眠と目覚めの間くらいになると，脳波が不規則になって，α波よりも小さい振幅の波になる。眠りに入ると，独特な波形をもった"紡錘波"という波があらわれ，さ

らに深い眠りになると，紡錘波のほかに振幅の大きな波がときどき生じる。実際にいつ睡眠が始まったかということについては，通常は意識の喪失により判定する。うとうとして眠り込んでしまい，意識がなくなったときである。熟睡状態では紡錘波は消えて，ゆっくりした振幅の大きなδ波（デルター波）だけが出現してくる。睡眠中には眼球の運動が素早く起こることがある。これをレム（Rapid Eye Movement：REM）睡眠という。急速な眼球運動がみられるので，こう呼ばれる。実験室で，このとき起こしてみると8～9割の人が夢をみていたという。この時期は睡眠も浅くなり，脳波も目覚めているときに近い状態になる。それ以外の睡眠の時期をノンレム睡眠（non REM sleep）という。レム睡眠は身体が眠った状態，ノンレム睡眠は脳が眠った状態と考えられている。

　このように睡眠という現象は1つのプロセスとしてとらえる必要がある。そして，個人にはその人なりのサイクルがあり，1日の疲労がスッキリと回復していくためには，ある程度一定したサイクルで生活をコントロールしていくことが健康のためには望ましい。

　さて，私たちは1日に7～8時間の睡眠をとることがよい習慣とされているが，睡眠ばかりではなく，健康づくりのために身につけておきたい習慣は，①喫煙をしない，②飲酒を適度にするか，まったくしない，③定期的にかなり激しい運動をする，④適正体重を保つ，⑤毎日朝食を摂る，⑥不必要な間食をしない，ということである。

2　安全と事故防止

　労働災害には業務災害と通勤災害がある。雇用者には労働者の生命や身体を，労務の提供に伴う危険から保護するよう配慮すべき使用者の義務がある。仕事のために倒れたとき，その原因が仕事のせいなの

か，本人が弱かったせいなのかを調べるのが労働基準監督署である。最近の例でいうと，科学物質過敏症の元看護師が勤務先の総合病院で内視鏡室に異動になってから具合が悪くなり労働災害を訴えた事例や，電設会社の男性社員が気管支ぜんそくで亡くなった事例などが新聞紙上で話題になった。

　このような事例では，「明らかに仕事が有力な原因であることを医学的に証明しなければならない」という視点と，「倒れた本人にとって過重かどうかを判断すべきだ」という視点が真正面からぶつかり，労災補償制度論の大きな課題となっている。

　ところで，安全と事故防止を実現するためには，健康心理学の幅広い視野が必要であることはいうまでもない。職場のメンタルヘルスについては，"産業保健フォーラム"などの企画で，啓発活動が行われるようになった。産業保健の分野では，労働時間の適正化，深夜労働への配慮，安全管理の徹底，などが近年の課題である。労働時間の適正化については，2001年4月に厚生労働省が「労働時間の適正な把握のために使用者が講ずべき措置に関する基準」を公表した。この基準ではとくにサービス残業などの解消のために，労働時間の実態を正しく記録し，自己申告制によらざるを得ない場合には，必要に応じ実態調査を行うことなどを雇用者に義務づけている。一方，1999年4月以降，労働基準法の改正によって，女性労働者にも深夜労働が可能になったが，育児中（小学校就学前まで）または家族介護中で，労働者が請求した場合は，原則として深夜労働させてはならないことが男女共通に規定された。最近では，使用者の過労自殺に対して「使用者は，その雇用する労働者に従事させる業務を定めてこれを管理するに際し，業務の遂行に伴う疲労や心理的負荷等が過度に蓄積して労働者の心身の健康を損なうことがないよう注意する義務を負う」として，雇用者の"安全配慮義務"責任を求めた事件が注目された。

3 栄養と食行動

　栄養とは，生体が物質を取り入れて利用し，成長，発育して生命を維持し，健全な生活活動を営むことをいう。私たちの身体の構成成分は栄養成分であり，食べ物の栄養成分によって常に置き換えられている。身体内の処理状態が"栄養"と呼ばれるもので，"栄養のよい状態"は，イコール"健康な状態"である（細谷，1996）。テレビの昼番組で，特定の食品を取り上げ，"この食品は栄養がある"というと，その日のスーパーの売上にもろに影響するという日本社会の慣習からすると，「食品そのものに好ましい栄養成分が含まれている」ということだけで"栄養がある"と決めつけてしまうことが多い。これは大変な間違いで，食品を受け入れる身体の処理状況（栄養）や利用の状態（処理効率）などは，それを受け入れるその人の身体状況や環境条件などによって異なってくると考えるのが正しい。

4 食行動と肥満

　肥満の研究は，近年ようやく盛んになってきたが，飽食の時代という言葉どおり，巷には体位向上というレベルをはるかに超えた体格の青少年が，電車の座席を幅広く利用している光景も珍しくない。運動・栄養・睡眠という問題を基礎から考え直すことは，これからの健康心理学にとってますます重要な研究テーマとなってくるであろう。

食餌性肥満

肥満には大きく分けて病気によるものと，病気ではないが体脂肪総量が異常に多いものとがある。後者を単純性肥満といい，食物摂取によるエネルギー入出力のアンバランス（過食）によって生じた結果である。別名，食餌性肥満ともいわれ，食物摂取量が絶対的に多い。また，間食時にも主食類を摂ったり，なかには朝昼の食事はあまり多く摂らず，夕方に大量の摂取を行うものもある。こうした状態を示す肥満者は，出身家庭にも過食の傾向，高カロリー食を好む傾向，太っていることを好ましいとする健康観，などがみられる。しかし，なかには食物摂取量が普通と変わらないにもかかわらず肥満している場合もある。それは運動不足の場合であり，相対的過食という。

遺伝的体質因子

　肥満には家族性があることは昔からよく知られている。わが国における肥満児童の増加は1963年頃から著しくなり，現在においても減少していない。身体発育と運動機能からみると，肥満児は12～13歳頃までは標準発育曲線を上回るが，それ以降の年齢では次第に接近して標準身長と大差がなくなり，女子においては標準を下回る傾向さえみられる（石河・藤巻，1968）。このことから，児童期における肥満児の身長は普通児より良好な発育を示すが，青年期になるとその差は縮小し，最終の身長値は普通児と大差がないのではないかと推測される。肥満度の変化について追跡した結果（藤巻ら，1971）によると，116名中，13名は明らかに肥満を脱却していたが，103名は依然として肥満ないしは肥満傾向がみられ，肥満度が大きいほど肥満脱却は困難であると考えられる。身体的成熟の度合いをみると，骨成熟においても性成熟においても早いことが知られている。身長や体重などの身体発育はすぐれており，また筋が発揮する力は筋肉の断面積に比例し，かつ，筋力は体重と密接な関係があることから考えると，体格のよい肥満児の特徴であると理解できる。しかし，瞬間的にいかに多くの力を発揮し得るかという，パワーや身体運動の機敏な動作としての敏捷性や全身持

久性などについてはことごとく劣るという指摘がされている。

単純性肥満の場合，セルフコントロールによって行動変容をはかる行動科学的アプローチが有力な方法として実践されている。それらの方法のうち代表的なものをあげておく。

①自己観察による方法：体重と摂取量を記録する方法である。これだけでは効果が薄いが刺激統制法と併用すると効果的である。これは，次のような課題を与える。a．食事と他の事柄を切り離す（テレビを見たりしない），b．高カロリー食品を手の届かない所に置く，c．食事の一人前の量を変える，d．ゆっくり食べる，e．無駄食いをやめる（残ったからとか，捨てなければならないからという理由で食べない）。このような方法で，食事と関連した手がかりを順次減らしていく。

②オペラント技法：食餌摂取の習慣をこれまでのやり方と変え，変えたやり方が持続することに強化をするという方法で，"習慣の変容を強化する"ために，家族からの賞賛にも工夫をしていく。

③社会的強化による方法：ほとんどの肥満治療プログラムで取り入れられている方法である。グループ治療の場面で導入されることが多い。グループで特定個人の成功を賞賛する方法であるが，社会的強化を与えることによって一層の効果がある。栄養の問題は"食と健康"の臨床的課題である。栄養摂取のあり方によって，身体は適正栄養状態，アンバランス状態，欠乏状態，過剰状態となる。人体の栄養状態について細谷（1996）は"正常な栄養状態"を頂点として，欠乏から死に至る方向と，過剰から死に至る方向を描いている。なお，栄養状態の評価・判定については，栄養パラメーター（身体計測指標，生理学的指標，生化学的指標，免疫学的指標，その他）と人体構成成分からみた栄養アセスメントのパラメーター（体脂肪，皮膚・骨格細胞外成分，血漿たんぱく質，内臓たんぱく質，骨格筋体脂肪量）を組み合わせることによって栄養状態が判定されている。欧米諸国で栄養管理の現場をみると，基本的に疾病の治療と予防に

第7章　健康行動と疾病予防

徹しており効果的な健康教育が大前提となっている。わが国におけるこの分野の改革が求められている。

5　飲　酒

アルコールとの付き合い方

　アルコール飲料とはエチルアルコール（エタノール）を1％以上含む飲料のことである。大きく分けて，穀物や果実を原料とする醸造酒（ビール，清酒，発泡酒，ワインなど），これを蒸留してアルコール分を集めた蒸留酒（焼酎，ウィスキー，ブランデーなど），蒸留酒に薬草，果実などを漬け込んだ混成酒（コアントロー，リキュール，薬草酒など）がある。アルコールとの健全な付き合い方を熟知して，健康に長寿を保つということは理想であるが，自分の身体のアルコール処理能力を十分知っているはずの成人でも，ときとして"酒に飲まれてしまう"ことがある。アルコールとの付き合い方は長い人生の探求課題であるといってもよい。

　大学では，毎年，新入生を迎えて，あちこちで盛大な歓迎会が行われる。このとき一番心配されるのが"一気飲み"や，酒が飲めない体質の学生にむりやり飲ませて救急車を呼ぶという事態である。まず心得ておくことは，日本人は欧米人に比べて，もともとアルコールに弱い体質の持ち主が多いということである。アルコールが体内で分解されるときに，アルコールに弱い人は"アセトアルデヒド"という悪酔い物質が多量につくり出される。これを分解するのがアセトアルデヒド脱水素酵素（ALDH2）と呼ばれる物質で，この物質は，民族的な特徴があり，日本人では不活性型の人が多く，国民の半数近くであろうと推測されている。年を経るにしたがってアルコールに強くなってい

く人は，もともと活性型の酵素をもっている人である。したがって，弱い人を「きたえて，強くしよう」というのは危険を伴う発想といえよう。"一気飲み"は短時間に多量のアルコールを飲むために，急速な血圧低下，意識障害，呼吸抑制が起こった状態である。どのくらい飲めば上記のような状態になるかというと，目安として日本酒5合，ビールだと大瓶5本を急激に飲んだときと考えてよい。酩酊期，泥酔期，昏睡期を経て，アルコール濃度が0.6％を超えると死に至る。健康的に酒と付き合うには，脂肪，たんぱく質のあるつまみを摂りながら，薄い酒を，ゆっくり飲むのが理想的である。

　そうはいっても，いつもこうした理想的な飲み方ばかりできない人がいる。あるいは癖の悪い仲間と飲む羽目になってしまうこともあろう。こんなときに，二日酔いからの脱出法を知っておこう。まず，体内に不足している成分を補給することが第一である。水分，糖分，たんぱく，ビタミン，ミネラルは最低限補給しなければならない。たとえばスポーツドリンク，ジュース類，味噌汁，胃が受けつければ，粥，うどん，牛乳などがよい。体内の臓器に血流の流れをよくするため，横になっていた方がよい。少し元気が出てから，ぬるめの入浴，軽い散歩なども効果がある。

アルコールと眠り

　眠れないためにアルコールを飲む人がいる。昔から寝酒をする人は多いが，わずかの量で，ノンレム睡眠を増加させることによる効果はあるが，常習化するとアルコール中毒につながりやすい。

アルコールとニコチン

　飲むとタバコを吸いたくなる人がいる。タバコの有害物質がアルコールで溶かされて体内に摂取されることから，これは避けた方がよい。

6　喫　煙

喫煙と健康

　喫煙と健康の問題について健康心理学の観点から独特の貢献をしたのがアイゼンク（Eysenck, H. J.）である。彼は喫煙行動の構造的モデルを提示した。これが「喫煙行動とパーソナリティと疾病のモデル」である。アイゼンクは，ある一定の条件のもとでタバコを吸いたくなる度合いを，5段階の評定尺度を用いて被験者に評定させた。その結果，"神経の緊張（過敏）""欲求不満""落ち着きのなさ"，そして"退屈"の因子がそれぞれ非常に高い評定値を示した。アイゼンクの理論によれば，外向的なパーソナリティの持ち主はふだん覚醒水準が低すぎて都合が悪いので，覚醒水準を高めるためにタバコを吸うようになり，これに対して神経質傾向の次元で高い得点を示す人たちは，ふだん高すぎて都合の悪い覚醒水準を低くしたいためにタバコを吸うようになるという。また，男性と女性では，男性の方が明らかに覚醒水準が低い状況でより多くタバコを吸うが，女性は覚醒水準が高い状況において，むしろ多く喫煙するという。

　喫煙と健康とパーソナリティに関してとくに注目すべきことは，喫煙と結びついて引き起こされる疾患には，遺伝的な要因が明確な関わりをもっているということである。アイゼンクの主張はタバコの害について，人間行動全体からみて喫煙は絶対に危険であるのかどうか，今後もっと冷静に研究する必要がある，ということなのである。

喫煙の動機

　次に，①喫煙行動の開始「なぜ喫煙をはじめるか」，②なぜ吸い続け

るか，③依存「なぜやめにくいか」を考えてみよう。1977年に大学生に喫煙開始の動機を尋ねたところ，「なぜ吸い始めたか」に対する回答は，「好奇心から」「周囲の人が吸っていたから」という反応が全体の69％を占めた。社会的動機が大半といってもよい。その後10年を経て再度同様の調査を行ったところ，喫煙動機はそれほど変わっていないが喫煙率は男子では減少しており，女子では有意差がなかった（坂西・茨木，1988）。その後も喫煙動機は時代とともに変化しており，それは喫煙者のニーズや生産者の工夫によって，タバコの性質そのものも変化しているからであろう。女性の喫煙行動が男性に比べて伸びている傾向があるのもファッション性のある軽い銘柄が増えてきたことと関係している。

喫煙行動の維持

それではなぜ吸い続けるかというと，「習慣になっている」44.3％，「気分転換のため」32.4％，「気持ちが落ち着くから」26.4％の順である。さらに，継続動機と喫煙本数の相関をみると，1日10本以下の学生は「気分転換のため」に吸っている割合が高く，21本以上吸う学生では「習慣になっている」者の割合が高くなり，「気分転換のため」は少なくなる。また，継続動機と喫煙歴との相関でも似た傾向が見られ，3年以上の喫煙歴のある学生の場合，59.3％が「習慣になっている」と答え，「気分転換のため」と答えた者は25.1％である。これに対して1年未満の喫煙歴の者の場合には「習慣になっている」が23.4％であるのに「気分転換のため」と答えた学生は42％となっている。このように，喫煙行動を維持する要因は1年以内程度の短い期間は"心理的要因"が主であるのに対し，喫煙を維持するにつれて次第に習慣化し，「吸わないと落ち着かない」などの状態がつくられてくると考えられる。

依　存（なぜやめにくいか）

タバコの場合は強度の習慣にはなり得ても，嗜癖ではなく習慣であ

第 7 章　健康行動と疾病予防

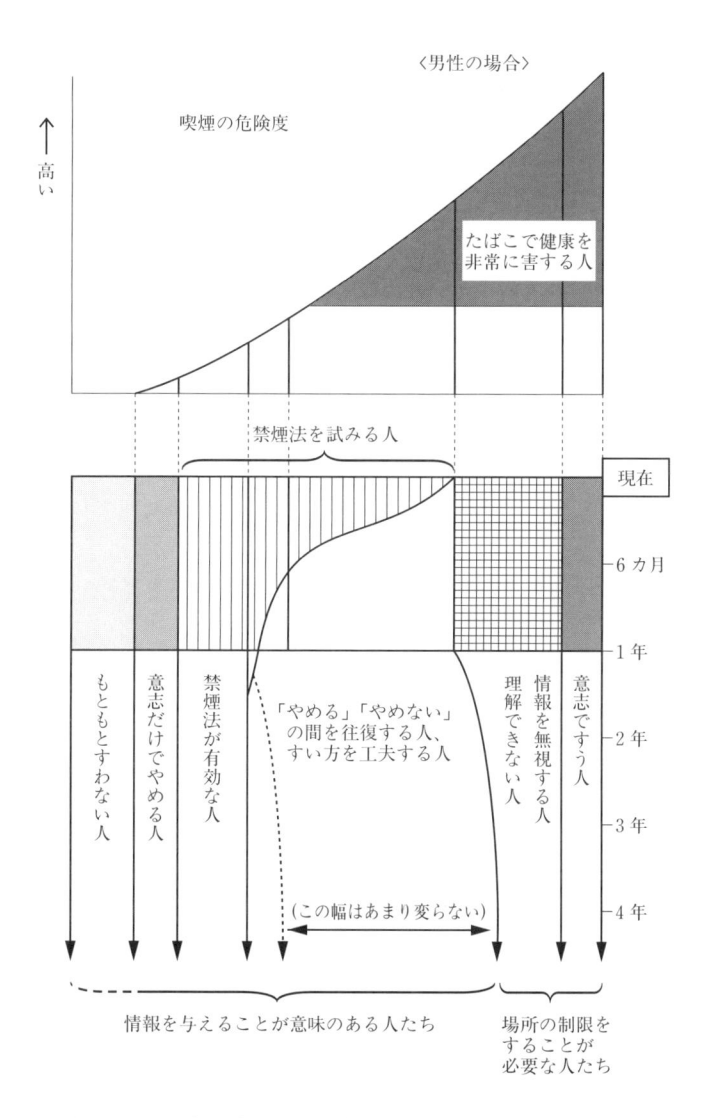

〈男性の場合〉

喫煙の危険度

↑高い

たばこで健康を非常に害する人

禁煙法を試みる人

現在
−6カ月
−1年
−2年
−3年
−4年

もともとすわない人

意志だけでやめる人

禁煙法が有効な人

「やめる」「やめない」の間を往復する人、すい方を工夫する人

情報を無視する人理解できない人

意志ですう人

(この幅はあまり変らない)

情報を与えることが意味のある人たち　　場所の制限をすることが必要な人たち

図7−1　喫煙者の行動変容過程（山口(編), 1987)

るから，禁断症状はない（ニコチンには身体的依存，精神的依存および禁断症状はない）。しかし，耐性(同一の薬物を同量だけ繰り返し使用していると，最初に使用したときほどの効果があらわれなくなる現象）はある。常習喫煙者が依存的になるとすると，それは，身体的依存ではなく軽度の精神的依存であるといえる。

　タバコを吸うという行動には，「箱から出す→口にくわえる→火をつける→吸い込む→はき出す」というような単位行動の連鎖があるが，持続している行動を中断して，手を動かしたり，口を動かしたり呼吸をしたりすることによって，行動系に変化を与えるため，1つのリラクセーション法となりやすい。これが持続すると容易に習慣化して，行動連鎖として依存状態と類似の行動があらわれるのであろう。

禁　煙

　禁煙法にはさまざまな方法があるが，代表的なものを以下にあげてみる。

集中喫煙法：チェーン・スモーキングにより，1本吸い終わったらすぐ次の1本に火をつけるというやり方で，吐き気を感じるくらいまで喫煙を続ける。とうてい吸っていられなくなったら中断し，また吸いたくなったら同じ方法を繰り返す（嫌悪条件づけの応用である）。

90分法：1分ごとに1回深く吸い込み，これを90分間連続する。

潜在感作法：イメージを用いた嫌悪療法の1つ。

"タバコ嫌煙化装置"を用いる方法：行動療法家のフランクス(Francs, C.)が工夫した嫌悪条件づけを利用した方法。

タバコが有害であるという情報の効果：禁煙キャンペーンや有害表示はタバコをやめさせるために情報効果としては，かなり大きな役割を果たしていることはたしかである。とくにタバコを一時的にやめた人の行動の維持にとってはバックアップの役割を果たす。

図7-1は喫煙者の行動変容過程を模式的に描いたものである。一

番右側の「意志で吸う人」は誰がなんといっても頑固に吸い続ける人で，その隣は「情報を無視する人」と「理解できない人」。これらの人は「タバコで健康を害する人」であり，喫煙をする場所の制限が必要な人たちである。「禁煙法を試みる人」は『「やめる」「やめない」の間を往復』したり，「吸い方を工夫したりする人」たちである。このグループの人たちは，何度か禁煙を試みるが結局はきっぱりとはやめられない人たちである。左側の「禁煙法が有効な人」は，禁煙を試みる人口の4分の1ぐらいの人たちで，いわば禁煙エリートといってもよい。そして，「意志だけでやめる人」はとくに禁煙法を必要としていない。左端が「もともと吸わない人」である。全体的にみると，喫煙の危険度は右にいくほど増してくる。

7 性行動

性行動概念の変化

21世紀を迎えて"性"の領域における概念化は大きく変わりつつある。かつては性行動といえば単一の概念であったが，昨今では"生殖行為"と"性的かかわり行為"に分けて使用される。生殖を目的としない性を人類が創りあげたといってもよい。性の領域においては概念が社会的・文化的に規定されるので，本来かくあるべしという画然とした概念化はそぐわないのかもしれない。性科学（セクソロジー）は，人間にとっての性を，両性の対等，平等性に基づいて研究する分野である。現代は延命，少子化が進む中で性の意味が根本から問い直される時代に入った。生物学的な意味では性，社会文化的意味ではジェンダーと使い分けることが次第に一般的になっている。

ジェンダーは，民族・習慣・時代によって変化する。これに対して，第3の視点は"セクシュアリティ"としての性である。これは，人間

の性的欲求や性行動はもとより，人間関係における感情・行動などのすべてを包括する概念である。男女の性差と性行動，男女の性的欲求には異なった特徴があるといわれてきた。たとえば，男性の性的欲求は抑えがたいほど激しく女性の場合とはまったく異なる，男性は視覚刺激によって興奮するが女性は触覚刺激によって興奮するなど，男女の性行動は本来異なるものだという"信念"がそのまま信じられている。こうした言説は男女の社会的関係によってつくられ，固定化されたものであることが次第に明らかになってきた。男性の性的欲求が過剰に評価されてきたのは，精子の役割が過大評価されてきたことに由来する。今日の常識では，精子はたまり続けることはないし，精液の貯留が性欲と直接的な関係があるのではない。むしろ，心理的な要因がホルモン因子に作用して性欲を喚起すると理解されるべきである。

性をめぐる問題と健康

性行動に対するもう1つの誤った信念は，性交とマスターベーションについてである。男性は性交によってオーガスムに達するべきだ，という考えや，女性も男性と同じようにオーガスムに達するべきだ，という考えは，決して現実的ではない。多くの調査で明らかになってきたのは，女性は性交によっていつもオーガスムを求めているわけではない，という現実である。最近ではマスターベーションという言い方よりも"セルフプレジャー"という言葉が好んで使われるようである。

これからの日本社会は性と健康の問題を考えるに際して，リプロダクティブ・ヘルス／ライツの立場から思考することが求められる。ここでは具体的な性行動を考えるときに，従来の概念化をどのように整理しておいたらよいか，という視点から解説しておく。リプロダクティブ・ヘルスあるいはリプロダクティブ・ライツは通常"性と生殖に関する健康""性と生殖に関する権利"と訳されている。性をめぐる議論をするときに，健康という視点を中心にしていこうという発想のことである。

文 献

アイゼンク H. J.（編）　上里一郎（監訳）　1988　スモーキング——健康とパーソナリティをめぐって——　同朋舎
(Eysenck, H. J. (Ed.)　1980　*The causes and effects of smoking.*　Aldershot, Hampshire：Grower Publishing Co.)

コレン S.　木村博江（訳）　1996　睡眠不足は危険がいっぱい　文藝春秋
(Coren, S.　1996　*Sleep thieves：An eye-opening exploration into the science and mysteries of sleep.*　New York：Free Press.)

藤巻公裕・茨木俊夫・松井勝利　1979　肥満者の運動生活と身体認識に関する研究　埼玉大学紀要教育学部（教育科学Ⅰ），**28**，59-76.

藤巻公裕・清水直治・茨木俊夫　1977　肥満に対する心理学的アプローチ　埼玉大学紀要（教育科学Ⅰ），**25**，21-39.

日野原重明　1997　生活習慣病がわかる本　ごま書房

細谷憲政　1996　栄養問題の取り組み——21世紀をめざして——　武藤泰敏（編）健康の科学シリーズ2　食と健康Ⅱ　学会センター関西

茨木俊夫・新井利明・松井勝利・藤巻公裕　1980　肥満者の運動機能と行動療法　埼玉大学紀要（教育科学），**29**，123-141.

厚生労働省　2001　労働時間の適正な把握のために使用者が構ずべき措置に関する基準　厚生労働省

松井勝利・藤巻公裕・茨木俊夫　1978　肥満者のエネルギー消費に関する研究　埼玉大学紀要（教育科学），**27**，85-103.

村瀬幸浩（編）　1996　ニュー・セクソロジー・ノート　東山書房

坂西友秀・茨木俊夫　1988　1977～1987年の間の大学生の喫煙行動の変化　健康心理学研究，**2**(1)，7-12.

山上敏子（編）　1987　行動医学の実際　7章喫煙　岩崎学術出版社

《*topics*》
◈現代人の睡眠障害

　睡眠障害としては不眠症がもっとも一般的で，国立公衆衛生院(1998)の調査では成人の20%，つまり5人に1人がこの病気にかかっています。不眠症では入眠障害，熟眠障害，中途覚醒，早朝覚醒，睡眠時間短縮などが起こります。入眠障害は寝床に入ってから30分以内に寝つけないという症状です。中途覚醒は夜中や朝方にしばしば目が覚めて，睡眠が中断されるという症状です。どちらも男性より女性の方が多く，熟睡感がないという熟眠障害も男性の12.9%に対し，女性は16.2%です。睡眠薬を使っている人の割合も男性の3.5%に対して，女性は5.4%です。また，不眠症は加齢に伴って増加します。朝の4時ごろに目が覚めてしまい，眠れないまま夜が明けてしまうというのが早朝覚醒です。高齢者に多く認められ睡眠時間の短縮と不足が起こります。

　さらに，中高年ではいびきをかく人に睡眠時無呼吸症候群という睡眠障害が増えています。いびきは熟睡のしるしと考える人がいますが，いびきはごく浅い睡眠状態でも起こり，ノドの筋肉が緩んで気道が狭くなることで起こります。極端に弛緩すると気道がふさがり呼吸が止まります(無呼吸)。無呼吸状態になると脳は覚醒するようにできていますので，熟睡ではなく不眠が起こります。日中に耐えがたい眠気にしばしば襲われ，居眠り事故を起こす危険性は健康な人の4倍になります。罹病率は高齢者の4人に1人と考えられており，高齢社会が抱える深刻な睡眠問題となっています。

　夜型社会では起床時刻はそのままで，就床時刻だけが遅くなるので睡眠時間が短くなります。東京都教育委員会(1993)の調査では睡眠不足を感じる児童生徒は小学生の40%，中学生の60%，高校生の70%を占めています。さらに厚生省(1995)の調査では3歳未満の幼児の50%が夜の10時まで起きています。幼児から青年まで育ちざかりのほとんどすべての年齢層に睡眠不足と休日の寝だめ，生活リズムの乱れが認められています。

　睡眠不足は強い眠気とともに注意集中や感情コントロールの低下，不安や攻撃性の亢進などを引き起こします。これらの特徴は家庭内暴力や校内暴力を起こす"キレやすい子"の特徴とよく符合しており，不適応行動の背後には夜型社会の生み出した睡眠障害が深く関与しているといえるでしょう。

（堀　忠雄）

［文　献］
堀　忠雄(編)　2001　眠りたいけど眠れない　昭和堂
井上昌次郎　2000　睡眠障害　講談社現代新書

第8章
生活習慣病の予防と健康心理学

　生活習慣病（Life-Style Related Diseases：LSRD）とは「食習慣，運動習慣，休養，喫煙，飲酒等の生活習慣が，その発症・進行に関与する疾患群」であり（公衆衛生審議会，1996），「生活習慣の改善により発症・進行が予防可能な疾患群」ともいえる。主な生活習慣病は癌，心臓病，脳卒中，糖尿病，腎臓病などであり，対策目標はこれらの疾患の死亡数の減少，患者数の減少，患者のQOLの向上，医療費の節約にあると考えられる。上記の諸生活習慣は人間の行動そのものであり，認知，動機，情動，態度，性格，学習など心理学的要因が深く関与している。さらに，これら心理学的要因が疾患の発症・進行にも関係していることは最近明らかにされつつあり，予防対策に果たす健康心理学の役割はきわめて大きい。

1　癌

癌の実態
　癌は死亡頻度が生活習慣病の中ではもっとも多く，増えつつある。

表8-1　平成11年('99)の死因順位でみた死因別死亡数と死亡率(人口10万対)・死亡総数に対する割合-対前年比較

平成11年死因順位	平成10年('98)	死因	死亡数			死亡率			死亡総数に対する割合(%)	
			平成11年('99)	平成10年('98)	差引増減(平11-平10)	平成11年('99)	平成10年('98)	対前年比(平10=100)	平成11年('99)	平成10年('98)
		全死因	982,031	936,484	45,547	782.9	747.7	104.7	100.0	100.0
第1位		悪性新生物	290,556	283,921	6,635	231.6	226.7	102.2	29.6	30.3
2		心疾患	151,079	143,120	7,959	120.4	114.3	105.3	15.4	15.3
3		脳血管疾患	138,989	137,819	1,170	110.8	110.0	100.7	14.2	14.7
4		肺炎	93,994	79,952	14,042	74.9	63.8	117.4	9.6	8.5
5		不慮の事故	40,079	38,925	1,154	32.0	31.1	102.9	4.1	4.2
6		自殺	31,413	31,755	△ 342	25.0	25.4	98.4	3.2	3.4
7		老衰	22,829	21,374	1,455	18.2	17.1	106.4	2.3	2.3
8		腎不全	17,704	16,638	1,066	14.1	13.3	106.0	1.8	1.8
9		肝疾患	16,585	16,133	452	13.2	12.9	102.3	1.7	1.7
10		糖尿病	12,814	12,537	277	10.2	10.0	102.0	1.3	1.3

(厚生統計協会, 2001)

1999年の癌死亡者数は291千人を数え, 日本人年間総死亡数の30％を占める (人口動態統計, 2001)。罹患数 (新患者数推計値) は473千人を数え, 部位別では胃103千人, 大腸85千人, 肺57千人, 肝臓35千人, 乳30千人の順に多く, これら主要5部位の全癌に占める割合は65％である (地域がん登録統計)。年間患者数は91万人, 医療費は17,600億円と推定されている (公衆衛生審議会, 1996)。

癌は部位によって多少異なるが, 遺伝要因および環境要因によりDNAに変異が生じ, 正常細胞が形質転換して癌細胞となり, その癌細胞が増殖して悪性腫瘍が形成され, 隣接の臓器に浸潤したり, 遠隔臓器にも転移して, 時には死に至る一連の過程を踏む。

癌のリスク要因と予防要因

癌の発生にはさまざまな要因が関係している。日本がん疫学研究会は介入困難な遺伝要因, 感染症対策が可能な要因, 職場での予防対策が存在する要因を除いた生活習慣に関する諸要因のうち, どの要因がどの程度重要であるかを国内外の諸文献を分析して, わが国の癌予防の指針を示している (日本がん疫学研究会がん予防指針検討委員会,

表8-2　日本人における部位別がんのリスク要因と予防要因

	部位	食道	胃	大腸	肝	胆嚢	膵	肺	女性乳房	子宮頸	子宮体部	前立腺
リスク要因	喫煙	●	●*	●	●		●	●			▲	
	多量飲酒	●	●	●	●			●	▲			
	塩分多食		●	●*								
	油脂・肉類多食			●			▲		▲			▲
	焼肉・焼魚多食		●	▲								
	運動不足			●					▲		▲	
	肥満			▲					●		▲	
予防要因	野菜・果物	○	○	○	△		○	△	△	△	△	△
	緑黄色野菜	○	○	○				○	△	△		○
	豆,穀物,海草など食物繊維を多く含む食品			○			△		△			
	緑茶		○									

（日本がん疫学研究会がん予防指針検討委員会，1998）

表は，委員会が日本人について総合的に検討し判定した4類型を示す。
1) W&Aと委員会が，確からしさの程度の判定に差はあるが，共に因果関係を認めたもの：
   ●,「確実なリスク要因」：
   ●,「ほぼ確実なリスク要因」：●,「リスク要因の可能性がある」：
   ○,「ほぼ確実な予防要因」：　○,「予防要因の可能性がある」。
2) *W&Aは言及してないが，委員会は日本人について，リスク要因の可能性があると認めたもの。
3) W&Aは因果関係を認めたが，委員会は，
   ▲,「日本人での研究は不十分であるが，リスク要因の可能性がある」：
   または，
   △,「日本人での研究は不十分であるが，予防要因の可能性がある」：
   と判定したもの。
4) 空欄は，W&Aが「関連がない」または「判定不能」と判定し，委員会も日本人について同様の判定をしたもの。

筆者注：W&Aは世界がん研究基金（World Cancer Research Fund）と米国がん研究協会（American Institute for Cancer Research）の略称

1998)。表8－2に示すように喫煙，多量飲酒，塩分多食，運動不足は「確実に」または「ほぼ確実に」癌のリスクを高める要因（リスク要因）であり，野菜・果物，緑黄色野菜は「ほぼ確実に」癌のリスクを低める要因（予防要因）と判定され，さらに受動喫煙は肺癌のリスク要因と判定されている。また，これらの要因は関係性の強さと，人びとの要因への暴露割合からも，日本人の癌の予防にとって重要な生活習慣であると指摘している。なかでも"喫煙"は明瞭単一の要因であり，因果関係の確かさの程度が高く，影響する部位も多く，日本人男性の喫煙率が高いことなどから，もっとも影響力の大きな生活習慣要因といえる。

ストレスと癌

　情動，生活体験，性格が癌に関係があるという指摘は古くからあり，古代ギリシアのガレン（Gallen, C.）は『腫瘍論』の中で黒胆汁質の女性は癌に罹りやすいと述べている。中世，近世の医師たちは癌患者の臨床印象として，人生の大きな出来事，悲嘆，絶望を指摘している。また20世紀以降の疫学的研究は情動表出抑制，敵意表出困難，抑うつ傾向，配偶者との死別，親との親密な関係の欠如・喪失，希薄な人間関係などを報告している。これらの諸知見から，配偶者との死別に代表されるきわめて重大な人生の出来事の体験が絶望感や孤独感を生み，そのような情動体験が持続するに及んで，情動表出欠如，無力感，抑うつ状態に陥り，癌の発症・進展（または退縮）に何らかの影響を及ぼしうることが示唆される。

　心理社会的ストレスと癌の関係に介在する経路は2通りあると考えられる。1つは神経系・内分泌系・免疫系の経路である。動物実験やヒトの血液検査成績などにより，ストレス状況下での副腎皮質ホルモン分泌亢進，胸腺萎縮，リンパ球数減少，リンパ球免疫活性低下，IgA反応低下，移植腫瘍増殖などが知られている。もう1つはライフスタイルの経路である。喫煙，飲酒，食事，肥満，性行動などの生活習慣

要因は癌の原因の4分の3を占めると推定されており、これらの要因と心理社会的ストレスの関係を示唆する証拠はいくつかあり、日常生活において経験上知られるところである（小川・田島、1990；小川ら、1991）。

癌にかかりやすい性格傾向の存在が指摘されている。

テモショック（Temoshok, L., 1987）は、自分自身よりも他人を気づかって自分を抑え、感情を表に出さずに受身的に行動する人たちは癌にかかりやすく、予後も悪い傾向にあるとし、その原因を心理的ストレスによる免疫機能の低下に求めた。彼は心臓病におけるタイプA行動パターンの概念と対比させて、これをタイプC行動パターンまたはパーソナリティ（Type C behavior patten/personality）と称している。一方、アメリカにおいては最近、ハーブ香、音楽、ヨガなどによるリラクセーション、癌と闘う姿勢、生きがい感などが癌患者の免疫機能向上に効果があると考えられ、これら代替療法（alternative medicine）が癌の臨床にも積極的に取り入れられつつある。

癌とQOL

クオリティ・オブ・ライフ（Quality of Life：QOL）は今日広く一般用語として使われるようになり、生命の質、生活の質、人生の質、生存の質と訳されたり、生きがい、生きる価値、生活満足、幸福感などとわかりやすく表現されたりしている。その多彩で深遠な意味から、QOLまたはそのままカタカナでクオリティ・オブ・ライフとして使用されたりもしている。QOLの向上は人間社会のあらゆる側面で問われる重要課題であるが、医学の分野で、とりわけ癌医療の現場で大きな現実的課題として問われつつある。

医学の進歩により、早く見つかって治る癌が増えてきた反面、術後の後遺症を抱えながら不自由な生活を強いられる患者も多数いる。また、治らない癌でも延命が可能になって、末期癌患者も多い。これらの患者は社会的ハンディを負い、耐えがたい肉体的苦痛と抑えがたい

精神的苦悩を抱えている。癌の医療はあまりにも治癒のみを目標とし，癌患者のQOLへの配慮が欠けていたとの反省が高まり，病態の緩和，症状のコントロール，患者の看護，リハビリテーション，心理的支援へと癌医療の幅が広がりつつある。

癌の疼痛管理

　癌に対する人びとのイメージの中に占める"痛み"の比重は大きく，実際に進行癌の患者の約70％がかなりの痛みを体験している。部位別では，骨，子宮頸癌で85％，肺，消化管，泌尿・生殖器で50～70％，白血病では5％の患者が大きな痛みを体験している。痛みは不快な知覚・情動体験であり，気力を奪い，苦悩の種となり，抑うつ気分を高め，QOLを低下させる。急性の痛みは原因が限局されており，外科的治療や鎮痛薬が効果的である。慢性痛（6か月以上続く痛み）は機能低下，性格変化，仕事や社会的行動の障害をきたし，癌の進行に伴って次第に強くなり，その緩和には鎮痛薬，麻酔，神経外科，心理療法のすべてが重要である。慢性の痛みの体験には機能喪失感，孤独感，死への恐怖感が関与し，睡眠障害，集中力低下，易刺激性などうつ病に類似の症状を伴う。

　末期癌患者に対しては，快適さを保つべくあらゆる努力を払い，患者が望むように動け，痛みを感じることなく死を迎えることができるよう，十分な疼痛緩和をはかるべきである。癌患者をケアする医師はとくに鎮痛薬の使用を習熟すべきである。鎮痛薬は大きく3種類あり，モルヒネ，ヘロイン，コデインなどの麻薬，プロスタグランディン合成阻害剤，セロトニンの再取り込みに効果的な三環系薬物などである。心理的アプローチはすべての癌患者にとって重要であり，催眠療法，リラクセーション法，バイオフィードバック法，イメージ療法，痛みの意味づけのような認知療法がある（Holland & Rowland, 1990 ; Gatchel et al., 1992）。

2 冠状動脈性心疾患(CHD)

CHDの実態

　心臓を取り巻く冠状動脈(coronary artery)の内壁に脂質がたまり，血管が狭くなって血流が減少または停止することによって起きる急性または慢性の心機能不全のことを冠状動脈性心疾患(Coronary Heart Disease：CHD)，あるいは虚血性心疾患(ischemic heart disease)ともいう。CHDの主なものは急性の心筋梗塞であり，これは心臓の一部が酸素と栄養の欠乏により，壊死し始めるときに起こる心発作である。中高年の突然死あるいは過労死の大部分はこの急性心筋梗塞によるものである。酸素がいくらか心臓に供給されている場合には胸痛が起こる。これは狭心症と呼ばれる状態である。1999年の日本人のCHD死亡者数は74千人あり，全心臓病死亡者（高血圧性を除く）のほぼ半数を占める。また急性心筋梗塞による死者は49千人を数えている（人口動態統計）。

　CHDの発生・進展要因は欧米を中心に研究されてきたが，これまでに確実またはその疑いとされた生活習慣に関わるリスク要因は高血圧，高脂血症，喫煙，タイプA行動パターン，職業ストレス，肥満，高脂肪食，高塩食，低栄養などである。一方，飲酒および運動は予防要因と考えられている。

タイプA行動パターンの特徴と測定

　CHDの前駆特徴として古くから，恐怖や怒りなどの情動変化, 興奮, 大声で話す，夜通し仕事をする，などの行動特性が患者の臨床印象として記述されている。心臓病学者のフリードマンとローゼンマン(Friedman, M. & Rosenman, R. H., 1959)は多数の患者に対する構造化面

接法 (structured interview) による結果から，達成意欲，競争心，時間的切迫感，注意・用心深さ，語気の荒さ，緊張性が顕著なことを見出し，これを CHD にかかりやすいタイプ A 行動パターン (Type A behavior pattern) と呼び，その逆をタイプ B 行動パターンと呼んだ。より具体的にはタイプ A 行動パターンの概念的特徴として，①目標への強い努力，②強い競争心，③承認・昇進への強い欲望，④複数の期限つき仕事を抱える，⑤心身の活動テンポをあげようとする習性，⑥過剰な用心深さ，をあげている。そして精神運動的特徴として，①息づかいが荒々しい，②話し方の爆発的なイントネーションや強調，③顔面や筋肉の強ばり，④会話中によくゲンコツを握りしめる，⑤「わかった，わかった」「ハイ，ハイ，それで」などと相手の話の速度をあげさせたり，話を早く終わらせようとする，といった点を指摘している。

　タイプ A 行動パターンの測定法には構造化面接法のほかに，ジェンキンス活動表 (Jemkins Activity Survey)，フラミンガムタイプ A 尺度 (Framingham Type A Scale)，ボルトナー評価尺度 (Bortner Rating Scale) など，より簡便な自己記入式質問紙法が開発されている。

タイプA行動パターンとCHDとの関係の研究

　タイプ A 行動パターンと CHD の関係については，アメリカ・カルフォルニア10企業の中高年男性従業員約3千人を8.5年間追跡した西部共同研究 (Western Collaborative Group Study；Rosenman, R. H. et al., 1975)，あるいはマサチューセッツ州フラミンガムの一般成人男女住民約2千人を8年間追跡したフラミンガム研究 (Framingham Study；Haynes, S. G. et al., 1980) からは，タイプ A はタイプ B に比べて CHD 罹患率が約2倍高いことが明らかにされている。このタイプ A 行動パターンのリスクは高血圧，高脂血症，喫煙などすでに知られた CHD のリスク要因とは独立して認められている。

　最近の研究ではタイプ A の人はコントロール不可能なストレスにさ

らされると時間的切迫感，競争性，敵意が顕著になり，交感神経の興奮と副腎皮質ホルモンの分泌亢進を招いて，心臓の発作や冠状動脈硬化の進行が促進されるのではないかと考えられている。また，タイプA行動パターンそのものよりも，その背景にある敵意(hostility)，攻撃性(aggressiveness)，怒り(anger)の心理過程とCHDの関係に注目が向けられている（Kop & Krantz, 1997）。1980年代以降に行われるようになったわが国の研究からは，タイプAの出現割合が欧米より少なく，競争性や衝動性の程度が弱くて仕事熱心の要素が強いことなど，文化や価値観の影響が指摘されている（保坂ら，1989）。

　タイプA行動パターンとCHDの関係性については，①その病因論的メカニズムが必ずしも明らかではないこと，②社会・文化的背景の異なる欧米以外の国々ではさほど研究が行われていないこと，③タイプA行動パターンが変えられるものか，変え得るとしてもCHDの予防に結びつくか，などの点から疑問視する意見もあるが，両者の関係性はかなり確かなものである。これらの点を今後の課題としつつ，行動科学的手法を応用した疫学的研究が必要であり，健康心理学の役割に対する期待は大きい（富永・大野，1989）。

3　脳卒中(脳血管発作)

わが国における三大死因の1つ

　脳卒中とは，脳血管の閉塞あるいは損傷によって，脳細胞への酸素供給の停止や出血が起こり，急激に脳組織が破壊された結果，それに対応する局所の神経症状や精神症状をあらわす疾患をいう。脳血管障害に起因する急性・重症型の脳神経障害ということもできる。原因疾患には，脳梗塞(脳血栓，脳栓塞)，脳出血，くも膜下出血のほか，一過性脳虚血，高血圧性脳症などがあげられる。このような脳血管疾患

は，これまで述べてきた癌(悪性新生物)，および心筋梗塞をはじめとする心疾患とともに，わが国における三大死因の1つであり，とくに1980年頃までは主要死因別にみた死亡率の第1位を占めていた（厚生統計協会，2000）。

　具体的な症状は，脳の障害部位と障害範囲の大きさによって異なる。ほとんどの脳卒中は突然発病し，脳神経障害や精神障害が急速に進展する傾向がある。症状は血栓が改善されたり出血が吸収されたり発作性障害に伴う脳の一時的な浮腫などが減少すると改善される。しかし障害範囲が広いと昏睡や昏迷を伴い，後遺症を残しやすい。また脳卒中では，脳神経障害による動作，歩行，嚥下，言語，感覚，感情，知能などの生理的次元での諸障害と，その身体的障害の結果として生じる心理社会的次元の諸障害，すなわち社会生活に支障をきたした結果としての抑うつ症状や不安，いらいら感，過敏その他の精神症状とを同時に起こす。言語障害は，脳卒中によって言語中枢が傷害されたと

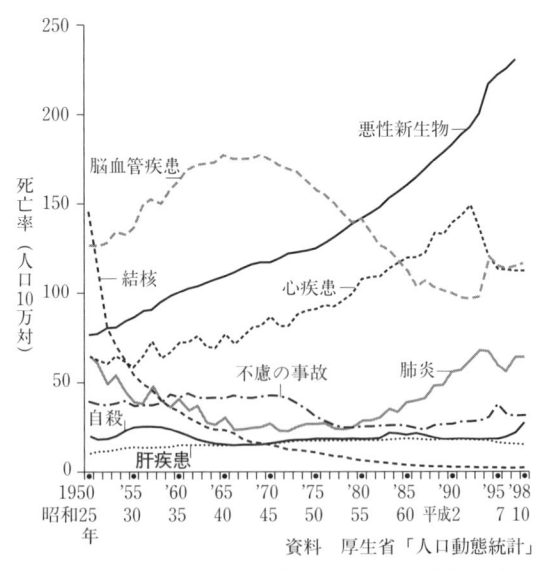

図8-1　主要死因別にみた死亡率（人口10万対）の年次推移

きに生じる。一般に言語中枢は左側頭葉にあるので，左半球の脳卒中によって起こり，右半身麻痺を伴うことが多い。

医学的治療とともに生活習慣を改善する

　脳細胞は，いったん傷害されたり，死滅してしまうと再生力がほとんどないために，完全に治癒することがきわめて困難であるので，その原因疾患に対する予防こそが大切になる。脳梗塞や脳出血などが起こる基盤には，多くの場合，脳動脈硬化や高血圧，糖尿病などの生活習慣病がある。したがって，バランスのとれた栄養，適度の運動と休息など，日常生活における健康な生活習慣を形成し維持することによって基礎疾患を予防することが重要なわけである。また一度脳卒中を起こした人では，基礎疾患を改善することが再発防止のための最重要課題になるので，医学的治療とともに生活習慣を改善するための健康心理学的アプローチが大切になる。

　脳卒中の脳神経症状は，発症から6か月経過するとその改善が困難になることが知られている。その後は後遺症に対して長期のリハビリテーションが必要になるが，時間が経つに従って明白な成果がみられなくなると，患者の意欲も低下しがちである。その際にも心理学的な立場からの専門的な支援が必要になる。

4　糖尿病

　糖尿病はわが国の国民病といわれるほどよくみられる疾患である。平成9年に国民栄養調査にあわせて行われた初めての糖尿病実態調査によれば，糖尿病が強く疑われる人は690万人であった。40歳以上の国民10人に1人の割合で糖尿病ということになる。糖尿病を否定できない人をあわせると，実に1370万人に達している（厚生統計協会，2000）。

糖尿病のタイプと対処

　糖尿病とは，膵臓のランゲルハンス島のベータ細胞から分泌されるインシュリンが不足するために，血液中の糖分が異常に増加する代謝性疾患である。血糖の上昇とともに脂質やたんぱく質などの代謝も障害され，とくに全身の末梢血管に変化を起こし，さまざまな臓器の障害を併発することになる。糖尿病は，Ⅰ型糖尿病（インシュリン依存型糖尿病）とⅡ型糖尿病（インシュリン非依存型糖尿病）に大別される。

　Ⅰ型糖尿病は，インシュリンの絶対的欠乏によって起こる。わが国では欧米に比べると20分の1と少ないとはいえ，小児期に発病し，視覚障害，心筋梗塞，四肢の壊疽，脳卒中などの合併症をかなり高い確率で併発することが知られている。本症で血糖をコントロールするためには，血糖のモニタリングを行いながら，1日1回以上のインシュリン注射と注意深い食事療法が必要不可欠であるが，そこで問題になるのがコンプライアンス（compliance：医学的指導の順守）である。

　Ⅰ型糖尿病患者に関する研究では，コンプライアンスが糖尿病コントロールの変動要因の60％を決定しているという結果が得られている

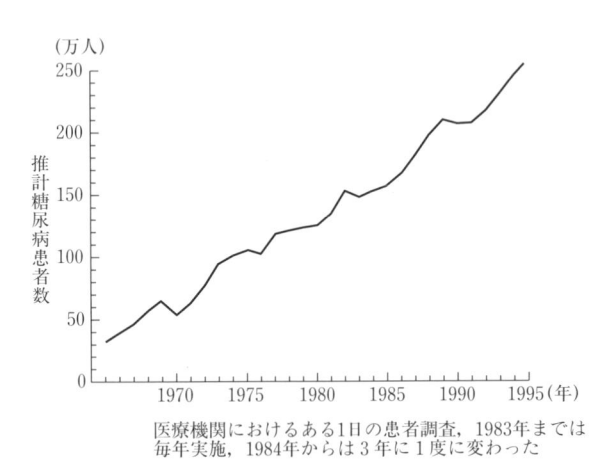

［医療機関におけるある1日の患者調査，1983年までは毎年実施，1984年からは3年に1度に変わった］

図8-2　糖尿病推計患者数の年次推移（厚生省：患者調査）
（井村，2000）

(Kaplan et al., 1985)。48人の若いⅠ型患者の食事計画に関する予後調査では，16人がまったく食事計画を実行に移していなかったという研究報告もある（Chantelau et al., 1987）。

思春期・青年期の患者の場合，その年代特有の友人関係を重視する心性から，食事療法を行っていることを隠し，友人たちとの会食を優先させることもあり得る。コンプライアンスに関わる要因は，①医療スタッフの態度や治療関係，②患者の治療への動機や態度，③治療の方法や環境，に分けることができる（宗像，1990）。

小児患者の治療には，家族の果たす役割が大きい。ミヌーチン（Minuchin, S. et al., 1978）は，ブリットル型（血糖コントロールが不良で，血糖値の上下変動が大きいタイプ）の小児糖尿病患者を家族から切り離すことにより，直ちにコントロールが改善すると報告しているが，適切な治療計画が立てられ，しっかりした糖尿病教育が行われても，退院すると速やかにコントロールが悪化するという（Pearce & Wardle, 1989）。このような場合には，健康心理学的立場からの家族療法が必要になろう。

Ⅱ型糖尿病は，インシュリンは産生されていても，相対的に不足しているタイプである。日本では90％以上がこのタイプで，その大部分は中年以後に発症する。Ⅱ型糖尿病は遺伝的な要因に高カロリー食，肥満，運動不足，ストレス過多などが複合的に作用してはじめて発病するので，生活環境を整備し，食事や運動などの生活習慣を調整することがきわめて重要な疾患である。厚生労働省の患者調査によると，糖尿病の有病率は図8－2のように増加の一途をたどっている（井村，2000；厚生労働省，2001）。

糖尿病の増加の主要因は生活様式の変化，すなわち単糖類の摂取量の著しい増加と運動量の減少が考えられている。このような経過から糖尿病に関して注意が喚起されているが，これまでのところその成果は不十分といわざるを得ない。その理由の1つとして，糖尿病の初期には症状がほとんどない点をあげることができる。すなわち，糖尿病

には発病当初には痛みや疲労感などの症状はなく，あっても多飲，多尿，多食などのために症状とは気づかれずに進行し，やがて動脈硬化を基盤にして糖尿病性網膜症や腎臓障害，末梢神経障害などの多様な合併症を起こすことになる。また，結核症や尿路感染症などを起こしやすい。

　糖尿病の初期には上述のように自覚症状がないか，あっても食欲がありすぎるためにかえって健康と思われがちである。せっかく定期健康診断などで糖尿病が発見され，食事療法や運動療法が処方されても，実行されないことも多くなる。そこで，糖尿病が生命に関わる疾患を併発するきわめて危険な疾患であることを十分理解するための健康教育と，健康な生活習慣を形成するための健康心理学的アプローチによって，糖尿病を予防し，合併症を未然に防ぐことが重要になる。

5　消化性潰瘍

　消化性潰瘍とは，胃や十二指腸の粘膜が侵され，組織の欠損部が粘膜下の筋層にまで及んだ病的状態をいう。

　胃は，腸から吸収できるように食物を分解し消化する役割をおびた臓器である。胃液に含まれるペプシノーゲンは，同じく胃液中の塩酸によって消化酵素ペプシンに変化し，嚥下された食物の中のたんぱく質を分解する。胃の粘膜表面には，塩酸やペプシンによって胃の組織そのものが傷害され，自己消化が起こらないように，うすい粘液層で保護されている。消化性潰瘍は胃壁の血流障害や自律神経失調などによって粘膜そのものの抵抗力が低下したり，粘液層の形成が不十分になって起こると考えられている。

胃潰瘍発症の要因

　胃潰瘍の発症に関与する要因としては，①胃液分泌異常，とくにペプシノーゲンや塩酸の増加，②細菌感染，とくにヘリコバクター・ピロリの感染，③胃壁の循環障害，④ストレス，⑤特有の性格や行動パターン，とくに潰瘍性格，⑥喫煙や薬物の影響，などいろいろな説があるが，これらの原因が複合的に作用している心身症とみることができる（Alexander, 1950）。

　実際，消化性潰瘍は古くより，その発症や増悪，再発などに心理社会的要因が影響する代表的な心身症とされてきた。アレキサンダー（Alexander, F.）は，消化性潰瘍の患者によくみられる，いわゆる潰瘍性格として，表面的には野心的，独立的，活動的でありながら，一方では愛されたい，世話してもらいたいといった依存的欲求が強い性格傾向をあげている（佐々木，1994）。性格が野心的，活動的であれば自らストレス場面に直面する機会が多くなる。しかし，いつも問題を自分で処理できるとは限らないし，だからといって，いつも周囲がサポートしてくれるとも限らない。こうして彼らは，ストレス状態にさらされたり，欲求不満に陥ったりすることが多くなり，身体的な悪条件が重なると消化性潰瘍になるわけである。近年，潰瘍患者は失感情症（alexithymia）傾向や失体感症（alexithomia）傾向を有する者が多いことが知られてきた。このような人たちはストレス状況に伴う心身の変化に鈍感なので，過剰適応に陥りやすく，生理的な前潰瘍状態にあっても自覚症状が起こりにくいために，予防的行動がとれない傾向があると考えられる。いずれにしても，消化性潰瘍の発症にさまざまな要因が複合的に関与していることは間違いないだろう。要するに胃潰瘍は，胃液分泌や蠕動運動，自律神経失調に影響を及ぼす心理社会的ストレス，喫煙習慣，さらに病原菌ヘリコバクター・ピロリの感染など，粘膜を傷害する攻撃因子の総和が，粘液の正常な分泌を維持し胃壁を保護するための粘膜防御因子の総和を上回ったときに発症することになる。

ストレスと消化性潰瘍との関連性

ここで，とくにストレスと消化性潰瘍との関連性をみてみよう。ロンドンのチャーリングクロス病院に，1940年9月第1週の初めの数日の短期間に，通常1か月に1人しか来ない穿孔性潰瘍の患者が7人も受診してきた。これは第二次世界大戦の火蓋が切られ，ドイツ軍によるロンドンへの空襲が開始されたための大きなストレスの影響であったことが，後に明らかにされている（Stewart & Winser, 1942）。

並木によって1962年から約30年にわたって続けられた小児（0歳～14歳）の消化性潰瘍に関する研究では，その間着実に増加し，とくにわが国の高度経済成長期に入った1971年頃からはその傾向が強かった（図8-3）。その原因としては，中学生では高校入試や教師との関係に伴うストレス，小学生では塾通いによるストレスの影響が多かったという（並木, 1996）。

消化性潰瘍は，治癒と再発を繰り返す傾向がある。川上らは，消化性潰瘍の入院治療の中に自律訓練法を導入し，退院後にも自宅で1日2回行うように指導した。その結果，退院1年後の再発は，薬物療法のみの患者78人中23名（29％）に対して，自律訓練法を併用した患者

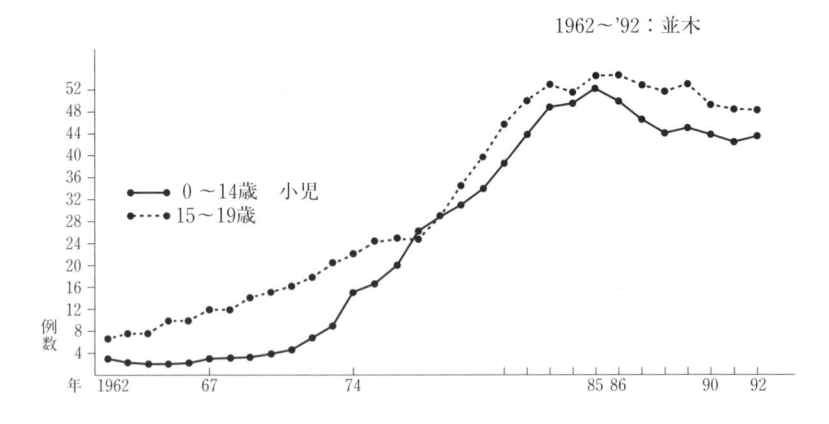

図8-3　小児消化性潰瘍の増加傾向

では32人中5名（16％）であった。この成績を，さらに治癒後も毎日続けていた者と，自覚症状の消失後に自律訓練法を中止した者に分けてみると，前者の再発率は9％とさらに低く，ストレス緩和法が再発防止に役立つことを示した（川上，1989）。

消化性潰瘍の治療では，薬物療法とともにストレス緩和法を行うことが必要である。

6　慢性疾患および終末期医療

アメリカ健康統計センターの定義によれば，慢性（chronic）という用語は，一定の健康関連状態が長期間（3か月以上）持続するときに用いられる。本章でこれまで述べてきた冠状動脈性心疾患，癌，脳卒中，糖尿病，および消化性潰瘍は，いずれも慢性疾患である。代表的な慢性疾患には，以上のほかにAIDS，肝硬変，本態性高血圧症，慢性蕁麻疹，気管支喘息など，原因や部位が異なるさまざまな疾患がある。

健康心理学的アプローチが必要な慢性疾患
ここで，現代社会において健康心理学的アプローチが必要な慢性疾患が増加した主要な理由を列挙してみると，①急性疾患，急性伝染病の克服によって慢性疾患の比率が相対的に上昇したこと，②国民病とまでいわれた肺結核が克服されるなど，医療の全般的な進歩によって平均寿命が延び，老化現象としての心身の機能低下による慢性疾患が増加したこと，③生活スタイルが全般的に都市型へ移行するとともに，日常生活の中にストレス源が増え，生活が不規則になり，運動不足・睡眠不足・食餌の質と量の変化などが起こることによって，三大生活習慣病（悪性腫瘍，脳血管疾患，心疾患）が増加していること，④そのほか，AIDSをはじめとする治療法不確立あるいは原因不明の難病や

遺伝性疾患などの存在，をあげることができる。

終末期医療とQOL保持の必要性

　最後に，終末期医療について述べておこう。救急医療の進歩は，従来，死の転帰をとるしかなかったような重症の心筋梗塞や脳卒中なども救われることが多くなった。このような医療の発展によって平均寿命は延びたとはいえ，命あるもの必ず終末を迎えなければならない。

　医療の第1の目的が疾病を治療し，生命を維持することにあるのはいうまでもない。しかし，終末期にある癌患者に人工呼吸をしたり，心臓マッサージを施して数時間の延命をはかることにどのような意味があるのであろうか。患者には，キュアリング（curing：治療）・ケアリング（caring：精神的配慮を介した援助）・ナーシング（nursing：看護）のすべてが常に必要であるが，終末期のある段階を迎えると，ケアリングとナーシングが中心にならざるを得なくなる。

　たとえ生命維持の期間は短くとも，その間，良質のQOL（生活の質）を保持することが大切であろう。そのためには，患者一般の心理を理解しているばかりでなく，その患者個人の心情に添ってケアし，その人らしい人生を全うできるための援助が行えるように，健康心理学に携わる者はヘルスカウンセラーとしての心を養うべきである。

文献

アレキサンダー F. 末松弘行（監訳） 1989 心身医学の誕生 中央洋書出版部 (Alexander, F. 1950 *Psychosomatic medicine*：*Its principles and applications*.)

Chantelau, E. A., Frenzen, A., Goesseringer, G. et al. 1987 Intensive insulin therapy justifies simplification of the diabetes diet：A prospective study in insulin dependent diabetic patients. *American Journal of American Nutrition,* **45**, 958-962.

Friedman, M., & Rosenman, R. H. 1959 Association of specific overt behavior pattern with blood and cardiovascular findings：Blood cholesterol level,

blood clotting time, incidence of arcus senilis, and clinical coronary artery disease. *Journal of the American Medical Association*, **169**, 1286-1296.
ギャッチェル R. J.・バウム A.・クランツ D.S.　本明　寛・間宮　武(監訳)　1992　健康心理学入門　金子書房
(Gatchel, R. J., Baum, A., & Krantz, D.S.　1989　*An introduction to health psychology*.　New York：Newbery Award Records.)
Haynes, S. G., Feinleib, M., & Kannel, W. B.　1980　The relationship of psychosocial factors to coronary heart disease in the Framingham study-Ⅲ：Eight year incidence of coronary heart disease.　*American Journal of Epiomiology*, **111**, 37-58.
保坂　隆ら　1989　わが国における虚血性心疾患患者の行動特性——欧米におけるA型行動パターンとの比較——　心身医学，**29**, 527-536.
ホーランド J. C.・ローランド J.W.(編)　河野博臣・濃沼信夫・神代尚芳(監訳)　1993　サイコオンコロジー　第3巻　メディアサイエンス社
(Holland, J. C., & Rowland, J. W. (Eds.)　1990　*Handbook of psychooncology*.　Oxford University Press.)
井村裕夫　2000　人はなぜ病気になるのか——進化医学の視点——　岩波書店　P.142.
Kaplan, R. M., Chadwick, M. W., & Schimmel, L.E.　1985　Social leaning intervention to promote metabolic control in type 1 diabetes mellitus：Pilot experiment resurt.　*Diabetes Case*, **2**, 152-155.
川上　澄　1989　消化性潰瘍　心身医療，**1**(2)，31-36.
厚生統計協会　2000　国民衛生の動向　47巻9号
厚生労働省(監修)　2001　平成13年度厚生労働白書　ぎょうせい
厚生労働省統計情報部(編)　2001　平成11年人口動態統計　厚生統計協会
公衆衛生審議会　1996　生活習慣に着目した疾病対策の基本的方向性について(意見具申)
Kop, W. J., & Krantz, D. S.　1997　Type A behavior, hostility and coronary artery disease.　In A. Baum et al. (Eds.), *Cambridge handbook of psychology, health and medicine*.　Cambridge University Press.
Minuchin, S., Rosman, B., & Baker, L.　1978　*Psychosomatic Families; Anorexia nervosa in context*.　Cambridge：Harvard University Press.
並木正義　1996　ストレス研究のあり方に思う——私の体験から——　日本ストレス学会第12回総会会長講演
小川　浩・田島和雄　1990　心理社会的ストレスと癌に関する症例対照研究　癌の

臨床, **36**, 391-397.
小川　浩・田島和雄・今井一枝・村田　紀　1991　ストレスとがん予防　森本兼嚢（編）ライフスタイルと健康――健康理論と実証研究――　医学書院
大島　明（編）　2001　厚生省がん研究助成金による「地域がん登録の精度向上と活用に関する研究」　大阪府成人病センター調査部
ピアース S.・ワードル J.（編）　山上敏子（監訳）　1995　行動医学の臨床　二瓶社（Pearce, S., & Wardle, J. (Eds.) 1989 *The practice of behavioral medicine.*)
Rosenman, R. H., Brand, R. J., Jenkins, C. D. et al. 1975 Coronary heart disease in the Western Collaborative Group Study : Final follow-up experience after 8.5 year. *Journal of the American Medical Association*, **233**, 872-877.
佐々木大輔　1994　消化器　末松弘行（編）　心身医学　新版　朝倉書店　Pp.525-534.
Stewart, D. N., & Winser, D. M.　1942　Incidence of pepticulcer, effect of heavy air-raids. *Lancet*, Feb.28, 259-261.
Temoshok, L. 1987 Personality, coping style, emotion and cancer : Towards an integrative model. *Cancer Survey*, **6**, 545-567.
富永祐民・大野良之　1989　臨床家のための疫学入門――がん・循環器疾患を中心に――　日本医事新報社出版局

第8章　生活習慣病の予防と健康心理学

《topics》
❖HIVと健康

HIV感染の現状

　ヒト免疫不全ウィルス（Human Immunodeficiency Virus：HIV）は，エイズ（後天性免疫不全症候群）の原因ウィルスです。HIVがCD4陽性リンパ球に感染し，身体の免疫機能を破壊していきます。男性同性愛者間あるいは異性間の性行為による感染者がもっとも多いのですが，他の感染経路として，輸血・血液製剤・注射器の共用，HIVに感染した母親からの妊娠・出産時における母子感染があります。HIV感染の進行度や重症度の判定には，CD4数（正常値700～1500μ/mlの減少，200以下となると日和見感染症の発症）とウィルス量（血漿1 ml中のHIVの量，感染者のみ検出）が指標となります。全世界に拡大しており，とくにウガンダ，ザンビアなどサハラ以南のアフリカ諸国の成人の感染率が高いです。HIV感染者は，わが国でも増加し続けており，なかでも若い男性の増加が目立っています。2001年9月末日現在，報告された日本国籍のHIV感染者数は2764人です。血清学的サーベイランスによると，わが国は，保健所の検査受検者および献血血液におけるHIV抗体陽性率が増加の一途にあり，とくに検査目的の可能性が高い初回献血者の対策が重要です。

　また，分子疫学的な観察によって，HIVのサブタイプが1990年代半ばから変化していることや，東南アジア出身女性に高頻度に認められるサブタイプEが優勢になっていることがわかり，わが国における東南アジアの流行の影響が指摘されています。

日本人の性行動

　いくつかの行動疫学的研究から,性行動の早熟化,性パートナーのネットワーク化，売買春の流行，コンドーム使用率の減少，予防意識の低さ，予防知識の乏しさ，検査行動の減少傾向などが明らかとなりました。

　1980年代後半は，社会的にエイズ問題が取り沙汰され，また，感染爆発回避を目的に，マス・メディアがエイズキャンペーンを精力的に行ったために，エイズへの関心が高まったかのようにみえましたが，やがてテレビ報道も激減し，人びとの関心が急速に低下していきました。このことは，性感染症の増加と人工妊娠中絶率の増加などによって裏打ちされています。

　2000年に刊行された厚生省のHIV感染症の疫学研究班報告書によると，わが国のHIV感染者は，2003年には16000人に達し，2010年にはその約3倍にまで増加すると予測されています。

治療と対策

　HIV 感染症治療の柱は,体内での HIV 増殖を長期間抑制することを目的にした抗 HIV 薬の内服です。通常 3 種類以上の多剤併用療法が標準的です。内服スケジュールなど,患者が医療者と十分に相談することが重要とされます。治療薬の開発はこの数年間でかなりの進歩がみられましたが,副作用の発現頻度の高さが大きな問題となっています。感染を広げないための生活指導をはじめ,感染の事実の告知や世間の病気に対する偏見に由来する不安や恐怖感を緩和するためのカウンセリングが不可欠です。さらに,検査体制の整備,啓発活動の展開,行動理論に基づく予防介入など,さまざまな対策が求められています。なお,HIV 感染者は,1998 年 4 月から身体障害者手帳の対象となり,さらに高額療養費申請制度を利用できるようになりました。

(山崎久美子)

第9章
ソーシャルサポートとヘルスケアシステム

　家庭や学校，職場，地域社会において，人は周囲の他者といろいろな関わりをもちながら生活している。この世に生まれてから成長し，死を迎えるまで，人は親や兄弟，配偶者，友人，地域の人たち，同僚などさまざまな他者とつながりをもち，助けあい支えあい影響しあって生きている。このように，人は他者との関わりやつながりなしには生きていけない存在であり，生きるということは，そのまま他者との関係を生きることであるともいえよう。
　こうした人と人とのつながり，とりわけ他者からの援助や支援が個人の心身の健康や適応状態に好ましい影響を及ぼすことは経験的に知られているが，最近，この問題はソーシャルサポートと健康というテーマで注目され，その健康維持・増進の作用や疾病予防の効果が心理学や社会学，医学，看護学などの立場から研究されている。ソーシャルサポートの研究では，周囲の人びとからのサポートが心理的，身体的健康や適応状態を本当に高めるのか，また，高める場合はそこにどのようなメカニズムが働くかが中心命題になっている。本章では，ソーシャルサポートの考え方やその測定の問題，ヘルスサービスの問題について考える。

1 ソーシャルサポートの考え方と働き

社会的ネットワークと健康

　人と人とのつながりや社会的ネットワークが人の健康状態や寿命と深く関わっていることを最初に明らかにしたのは，バークマンとサイム（Berkman, L. F. & Syme, S. L., 1979）である。彼らは，米国人の30歳から69歳までの男女約4700人を9年間追跡調査し，人間関係のネットワークの広さや質，すなわち結婚の有無，家族や友人との接触の度合い，教会メンバーの有無，集団への所属の有無がその人の寿命とどのような関係にあるかを疫学的に研究した。その結果，男女を問わず，どの年齢層でも豊かなネットワークの中で生活している人はそうでない人よりも，死亡率が低く，健康で長生きすることを見出している（図9－1）。

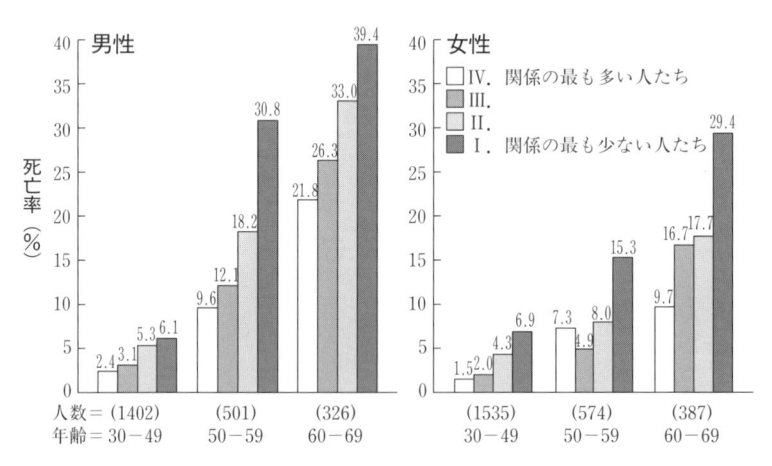

図9－1　社会的ネットワークと死亡率との関係（Berkman & Syme, 1979）

この研究は健康問題に関心をもつ人びとに強い衝撃を与えた。その後，同様の研究（House et al., 1982）が行われ，バークマンらの報告と同じように，人間関係のありようが人の寿命や死亡率に対して大きく影響を及ぼすことが明らかにされている。

こうした人と人とのつながりや結びつきが個人の精神保健や適応状態と深く関連していることは，地域精神医学者たちも以前から指摘している。たとえば，キャプラン（Caplan, G., 1974）は，人が人生上の危機に遭遇したとき，その人を取り巻く家族や友人のサポートがその個人を支えるのにきわめて重要であることや，地域の特性がその地域住民の精神保健に大きな影響を与えること，すなわち，地域の連帯や結びつきの強い所ほど，地域住民の精神保健が促進されると述べている。そして，ソーシャルサポート・システムという概念を提示した。このような考え方に刺激され，コミュニティ心理学や社会心理学，健康心理学などの領域で数多くのソーシャルサポート研究が行われるようになったのである。

ソーシャルサポートの概念

ところで，ソーシャルサポートはどのように定義されるのか。この概念は研究者によってさまざまであり，明確な定義は見あたらない。ここでは，家族や配偶者，友人，同僚，専門家など，個人を取り巻くさまざまな他者や集団から提供される心理的，実体的な援助をソーシャルサポートと定義する。社会的支援と邦訳されることもある。

ソーシャルサポートは，①社会的ネットワーク（個人がもっている人間関係の広さや密度），②知覚サポート（他者が援助してくれるだろうという期待や予測），および，③実行サポート（実際に提供された援助），の3つの側面を総称した多次元的な概念である（Barrera, 1986）。ソーシャルサポートの種類やタイプをあげるとすれば，ハウス（House, J. S., 1981）の分類が一般的である。彼はソーシャルサポートの機能に着目して，その種類を，①情緒的サポート（共感したり，愛したり，

世話をしたりすること)，②道具的サポート(仕事を手伝ったり，お金を貸したりなどの直接的手助け)，③情報的サポート(問題解決に必要な情報や知識を与えること)，および，④評価的サポート(個人の仕事や業績に適切な評価を与えること)，の4つに分類している。

また，サラフィーノ(Sarafino, E. P., 1994)は，①情緒的サポート，②尊重(esteem)サポート，③道具的サポート，④情報的サポート，および，⑤ネットワーク・サポート，の5つのタイプに分けている。このように，ソーシャルサポートはいくつかのタイプに分類可能であるが，大別すると，情緒的サポートと実体的・道具的サポートの2つにまとめられるであろう。すなわち前者は，愛情を示す，共感する，尊重する，励ます，気を配るなど，相手を情緒的，精神的に支えることであり，後者は，問題解決のための情報や技術を提供したり，物質的，金銭的な援助を行ったりすることである。

ソーシャルサポートの働きと効果

ソーシャルサポートにはいろいろな働きや効果がある。その中心問題はやはり心身の健康の保持や増進，適応状態に及ぼす影響に関するものであろう。すなわち，他者からのサポートが個人のストレスや不安をどのように緩和し，健康状態や適応状態に関わるかという問題である。

ソーシャルサポートはストレッサーの評価やストレス反応に直接，間接に影響を及ぼし，ストレスを和らげる効果があると考えられている。この点については2つの考え方，すなわちソーシャルサポートのストレス緩衝効果と直接効果がある。サポートの効果はストレスが低い状況ではみられないが，ストレスが高く，個人の対処能力を超えるときにその衝撃を緩和するという考え方を緩衝効果といい，ストレスの程度に関わりなく，サポートは心身の健康に一定の効果をもたらしうるという考えを直接効果という。前者は知覚サポートに焦点をあてた研究で多く見出されており，後者は社会的ネットワークを用いた研

究で支持される傾向にある。さらに，こうした2つの考えに加え，ストレスがある程度のレベルを超えてしまうと，もはやサポートの効果はみられなくなるという限定効果も指摘されている(Hisata et al., 1990；浦, 1992)。つまり，ストレッサーがあまりに強すぎる場合は，いかに良好な人間関係を有していても，自ずと限界があるということである。このように，一定の限界はあるとしても，まわりの人たちからのサポートはストレッサーの悪影響をなんらかの形で和らげ，健康の保持・増進や適応状態に寄与しているのである。

　これまでの疫学的・調査的研究などから，ソーシャルサポートは，不安や抑うつ，孤独感，バーンアウト，職務ストレス，各種の精神疾患，慢性疾患，虚血性心疾患(心筋梗塞や狭心症)，癌の罹患率や死亡率，さらに幸福感，生きがい感，QOL (Quality of Life) などに対し，直接，間接に好ましい影響を及ぼすことが明らかにされてきている。そして，ソーシャルサポートが健康や病気に及ぼす生理心理学的メカニズムも解明されつつある。最近の精神神経免疫学（psycho-neuro-

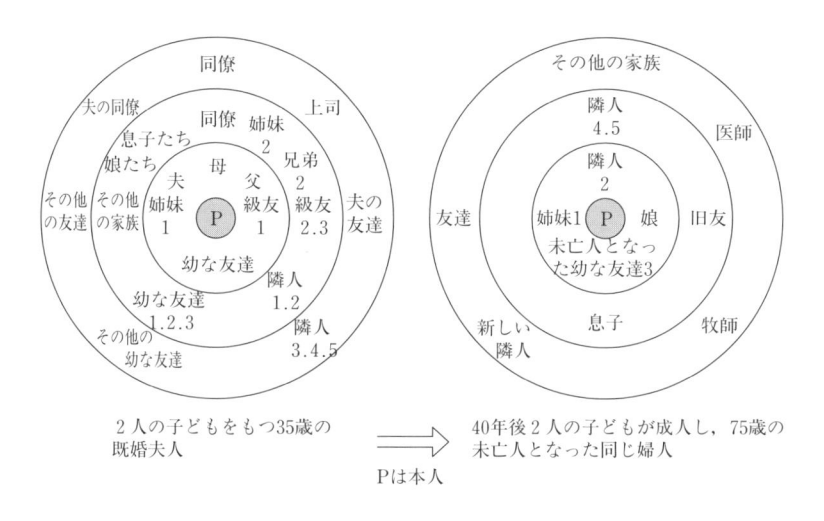

図9－2　社会的コンボイの例（田中, 1994)

immunology)の研究によって，他者からのサポートのありようや自身の感情状態が個人の免疫機能に及ぼす影響も明らかになってきている。大切な人との死別や病気などで深い悲しみ，抑うつを体験しているとき，周囲から得られるサポートのいかんによって，病気に対する抵抗力や免疫機能が大きく異なるという。

人生の社会的コンボイ

　サポートが提供されたり，受け取られたりするソーシャルサポートのネットワークは人生の社会的コンボイと呼ばれ，図9－2のように多層構造をなしている（Kahn & Antonucci, 1980；田中，1994）。母艦や商船が多くの護送艦に守られて進むような護送船団のことをコンボイというが，その比喩として個人がまわりのいろいろな人たちによって支えられて生きていることを意味する用語である。

　社会的コンボイの構成員は，図のように個人（P）にとって大切な人びとからなっている。内側の同心円に近づくほど身近で頼りにしている重要な人物が取りかこみ，外側の円になるほど個人との親密度が低くなり，社会的な役割で結ばれるような人物が配置されている。自分のまわりに豊かで安定したネットワークやサポート関係を有している人ほど，さまざまな危機やストレス事態にうまく対処していくことができると考えられる。自分自身のサポート・ネットワークを把握しておくことは，自身の人間関係の理解のみならず，健康の維持・増進や病気の予防にとっても重要である。

2　ソーシャルサポートの測定

ソーシャルサポートの測定法

　ソーシャルサポートの概念と同様に，測定法についてもこれまでの

第9章　ソーシャルサポートとヘルスケアシステム

ところ統一されたものはない(嶋, 2000)。しかし，ソーシャルサポートの測定において重要なことは，誰からサポートを受けるかというサポート源の問題と，どのようなサポートが提供されるかというサポートの質や機能の問題であろう。バレラ（Barrera, M. Jr., 1986）の分類のように，社会的ネットワーク，知覚サポート，あるいは実行サポートのいずれを測定しようとしているかという視点も欠かせない。また，日常的な場面でのサポートと，特定のストレス状況下・危機状況下でのサポート(たとえば，災害時のサポート，癌患者へのサポート)のいずれを問題にするか，さらに，測定の対象となる対象者の年齢，年代によっても，ソーシャルサポートの測定方法は異なってくる。このように，ソーシャルサポートの測定の問題は複雑である。ここでは，日常的なサポート場面と特定のストレス状況下でのサポート場面に分けて，よく使用されている代表的な測定尺度や測定法を紹介する。

児童・生徒用のソーシャルサポート測定法

　日常的場面でのソーシャルサポートに関しては，小学生から中・高校生，大学生，一般成人用まで，対象者の発達段階に応じて多数の測定尺度が考案されている。たとえば，中学生用には，岡安ら(1993)の尺度がある。これは，日常よく接する5つのサポート源(父親，母親，兄弟姉妹，学校の先生，友だち）から将来，どの程度援助を期待できるかについて4段階評定で回答を求めるもので，情緒的サポート，実体的サポート，情報的サポートに関する16項目からなっている。ちなみに，誰からの援助を期待できるかという知覚サポートを比較すると，母親＞友だち＞父親＞先生・年上兄弟＞年下兄弟の順になっており，中学生にとって母親や友だちが大きなサポート源になっていることがわかる。このほか，小学生用の尺度（森・堀野，1992）や高校生用の尺度（嶋，1994）なども作成されている。

大学生用のソーシャルサポート測定尺度

　もっとも多いのが大学生用の測定尺度であり，久田ら（1989）の尺度（Scale of Expectancy for Social Support：SESS）やサラソンら（Sarason, I. G. et al., 1983）が開発したSSQ（Social Support Questionnaire）の邦訳簡略版であるSSQ 9（松崎ら，1990）などがある。たとえば，久田らの尺度は，「あなたが落ち込んでいると，元気づけてくれる」「あなたが元気がないと，すぐ気づいて気づかってくれる」など情緒的サポートを中心とする16項目からなり，各項目ごとに5つのサポート源（父親，母親，兄弟，学校の先生，友人・知人）別に，どの程度あてはまるかを評定させるものである。この尺度の内容は，大学生だけでなく他の年齢層にも活用できる汎用性の高いものである。

　SSQ9は「あなたが試験や実習，面接などを前にして，緊張し不安なとき，それを和らげてくれそうな人は誰ですか」「日常生活で，あなたが援助や手助けを必要としているとき，頼れそうな人は誰ですか」など9項目から構成されており，知覚サポートの量（SSQN）とサポート関係に対する満足度（SSQS）の2つを測定できるものである。サラソンの報告によると，SSQNとSSQSの相関は0.30前後の正の相関があり，ネットワーク量が多い人ほど自分のサポート関係に満足している傾向がある。また，SSQNあるいはSSQSが高い人ほど，不安や抑うつ傾向が低く，自分を肯定的に認知する傾向があり，精神的健康度が高いようである。

一般成人用のソーシャルサポート測定尺度

　一般成人用の尺度もいくつか考案されている。たとえば，堤ら（2000）の地域住民用ソーシャルサポート尺度がある。これは公衆衛生学的観点から作成されたもので，「あなたに何か困ったことがあって，自分の力ではどうしようもないとき，助けてくれる」など10項目に関して，配偶者，配偶者以外の家族，友人の3種類のサポート源から得られるサポートの入手可能性を尋ねるものである。この尺度も適用範囲が広

く，信頼性は高い。また，高齢者用の尺度（野口，1991）や女性就労者用の尺度（小牧，1994）も考案されている。さらに，バーンアウト症候群の予防という観点から，看護者のソーシャルサポートを測定しようとした尺度（上野・山本，1996）もある。この尺度では，日常生活のサポート場面と職場・看護のサポート場面の計8項目（「あなたが患者さんへの対応やケアの仕方で困ったことが起きたとき，相談にのってくれそうな人は誰ですか」など主に情緒的サポートに関するもの）からなり，各場面のサポート源（母親，配偶者，友人，上司など11種類）と知覚サポートの量（人数），サポート関係への満足度（6段階評定）の3点を調べることができる。彼らによると，①日常生活場面と職場・看護場面ではサポート源がかなり異なる，②サポート・ネットワーク量（人数）よりもサポート関係，すなわち看護上の問題や悩みが生じたとき，それをサポートしてくれる人間関係にどの程度満足しているか，が看護者のバーンアウトの発生や緩和により大きく関わっていること（サポート関係への満足度が高い看護者ほど，バーンアウトが起こりにくい）などが明らかにされている。

ストレス状況下のソーシャルサポートの測定

　他方，特定のストレス状況下，危機的状況下におけるソーシャルサポートの測定に関しては，病気や入院というストレス事態で提供されるサポートに焦点をあてたものが多い。たとえば，家族からの情緒的サポートが癌患者の心理的適応に及ぼす効果を調べることを目的に，久田ら（1995）は入院癌患者（胃癌，肺癌）のソーシャルサポートを調べる尺度を作成している。これは，「どんな事でも打ち明けられますか」「そばにいてもらうと安心しますか」など7項目を4段階で評定するものである。それによると，患者のパーソナリティによってサポートの効果は異なっている。ローカス・オブ・コントロール（Locus of Control：LOC）の内的な患者，すなわち，健康は自分自身の努力によって得られると信じがちな患者においては，家族からのサポートは術

後の適応になんら効果をもたなかったが，LOC が外的な患者，すなわち健康は運や環境，医療従事者によって得られると信じがちな患者では，家族からの情緒的サポートが心理的適応にプラスの効果を及ぼしていた。つまり，LOC が外的で家族からの情緒的サポートが多く得られる患者ほど，術後の不安や抑うつが低くなっていたのである。このほか，心臓疾患，糖尿病などの慢性疾患患者を対象としたソーシャルサポート尺度（金ら，1997）なども作成されている。

以上，ソーシャルサポートの測定について述べたが，詳しくは嶋（2000）や福岡（2001）を参考にしてほしい。また，臨床場面や実際場面で重要なことは，当面のサポートの対象者が現実にどの程度のサポート・ネットワークをもっているか，どこが欠けているか，どの部分を補わなくてはならないかの査定をすることであり，さらに，その補うべきソーシャルサポート・ネットワークをどのように組織し提供するか，ということである（山本，1986）。

3　ヘルスサービスとソーシャルサポート

ヘルスサービスの概念とサポート・システム

個人や集団，地域住民の健康の保持や増進，病気の予防，発見，治療，リハビリテーションなどのために，専門家や専門機関，公共機関などが実施する一連の活動をヘルスサービスという。この用語は非常に包括的な概念であり，明確な定義は見あたらない。狭義には，医師や看護師を中心とする医療スタッフが行う治療・ケアをメディカルサービスといい，健康問題に関わるさまざまな専門家・専門機関が行う，健康の保持・増進と病気の予防を中心とした活動をヘルスサービスという。もともと，ヘルスサービスとメディカルサービスは区別された概念であったが，現在ではメディカルサービスを含んだより包括的な

第9章　ソーシャルサポートとヘルスケアシステム

概念として，ヘルスサービスという用語が用いられる傾向にある。また，ヘルスサービスとヘルスケア・サービスも類義語として使われている。

①誰が，②どこで，③どういうサービスを，④誰を対象にして行うか，という観点からヘルスサービスを整理すると，次のようになるであろう。

まず，ヘルスサービスの提供者（ヘルスケア・プロバイダー）としては，医師や看護師，保健師，薬剤師，作業療法士，理学療法士，カウンセラー，ソーシャルワーカー，ホームヘルパー，栄養士など，医療や看護，介護，福祉関係のさまざまな職種があげられる。広義には，健康問題に関わる行政職，管理者，政策策定者などもここにあげられよう。このように，いろいろな専門家によって提供されるサービス活動は，健康の保持・増進や病気の予防，発見，治療，社会復帰などに寄与する専門的サポートといえよう。学校や職場，地域社会におけるヘルスサービスのシステムのいかんによって，個人や集団，地域住民の健康状態，適応状態は大きく左右される。その意味でサポート・システムの整備・強化と，関連するサービス提供者相互の連携やチームアプローチが欠かせないであろう。

次に，ヘルスサービスが提供される機関や場所として，病院や診療所をはじめ，老人保健施設，特別養護老人ホーム，地域の公共機関である市町村保健センター，保健所，精神保健福祉センター，児童相談所，学校や職場内の保健・診療施設，在宅介護支援センター，さらにスポーツクラブやウェルネスクラブなどがあげられる。人口や町の規模によって，こうしたサポート機関の配置と利用可能度は大きく異なっており，都市部に集中する傾向がある。

提供されるヘルスサービスの内容は多様であり，病気の治療やケア，看護，予防，早期発見，介護，リハビリテーション，心理療法，カウンセリング，コンサルテーション，ストレスマネジメント，健康教育，啓発活動などがある。公共および民間のスポーツクラブ，ウェルネス

表9-1　ヘルスサイコロジストに期待される活動分野と活動例

（日本健康心理学会，1999）

家　　　　庭	家族の栄養，食生活習慣，睡眠，基本的生活習慣の形成
学　　　　校	健康生活についての知識と安全な生活をするための能力・態度の養成
地 域 社 会	住民の健康増進，健康管理，疾病予防
職　　　　場	従業員の健康増進を目指した指導，減量プログラム，ストレスマネジメント，フィットネス増進
医　　　　療	患者心理への適切な対応，闘病への動機づけ，患者・家族への健康教育
矯正・司法	非行少年，受刑者およびその家族に対する健康指導と介入
福　　　　祉	児童福祉，障害者福祉，高齢者福祉での健康指導

表9-2　ヘルスサイコロジストが関わる対象と活動例

（日本健康心理学会，1999）

乳幼児	－	母子保健指導
児　童	－	健康習慣の形成，学校保健，安全教育
青　年	－	交通安全，飲酒・喫煙・性行動・食行動・薬物乱用等に対する指導
成　人	－	生活習慣病の予防，減量，ストレスマネジメント
老　年	－	老人病予防，支援ネットワークの形成，終末期の心理的ケア

クラブが提供する各種のヘルスサービスもある。これらは，病気の治療・ケアを中心とするサービスと健康の保持・増進や病気の予防を中心とするサービスに大別することができよう。

ヘルスサイコロジストとヘルスサービスの活動内容

　カウンセラーやサイコロジストはヘルスサービスのいろいろな仕事に関わりをもっている。欧米では，多くのヘルスケア機関で，臨床心理学やカウンセリング心理学，健康心理学を専門とするスタッフが重要な役割を果たしている。たとえば，ヘルスケア機関においてカウンセラーやサイコロジストが提供するサービスとして，①予防と健康に関連した行動の変容，②薬品を用いない代替療法，③介入法としての

心理的治療，④慢性疾患への対応，⑤コンプライアンス（治療・ケアのために患者が医療者の指示に従うこと），などがある(Stone, 1987)。このほかに提供可能なサービスはいろいろある。ちなみに，ヘルスサイコロジストに期待される活動例として，日本健康心理学会では表9－1に示すようなものをあげている。

　しかし，日本では心理職の資格や社会的認知度の低さといった問題などによって，サイコロジストの活動領域はまだ広くないというのが実情である。臨床心理学やカウンセリング心理学を中心とする専門家が，学校を中心に病院，老人保健施設，精神保健福祉センターや児童相談所などでカウンセリングや心理療法，心理検査，コンサルテーションなどのサービス活動を行っているが，その数は十分とはいえず，今後，他の職種と連携しながら活動領域を広げていくことが大きな課題となっている。現段階では，ヘルスサイコロジストの活動領域は限られており，今後の進出が期待されるところである。

　ヘルスサービスを受ける対象は，乳幼児や児童から高齢者まですべての年代を含んでいる。対象者の年齢段階別にみた代表的な活動内容として，表9－2のようなことがあげられよう。

サポート・システムの整備とサイコロジストの課題
　現代の高度ストレス社会を反映して，大人から子どもまで"心の不健康"や"ストレス病"が年々，増加傾向にあり，その対策や予防，サポートシステムの整備が急務の課題となっている。たとえば，学校や職場においてストレスマネジメント教育を行ったり，カウンセリング体制を整備したりするとともに，専門機関と連携をとりながら，心身の健康問題に悩む人たちをサポートしていくことが必要であろう。その際，ケアやサービスを受ける人たちが実際，誰に，どのようなサポートを求めているかというサポート・ニーズを的確に把握することが重要であろう。利用主体であるクライエントや患者が真に求めるサポート・ニーズに応じて，多様な援助や活動を行っていく必要がある。

また，今世紀は"高齢者の世紀"といわれるように，高齢者をめぐる健康問題がさらに増加していくと予想される。2050年には国民の3人に1人が65歳以上になると予測されているが(厚生省，1997)，高齢者の健康づくりや生きがいをどのようにサポートしていくか，要介護高齢者や認知症（痴呆）の高齢者をどう援助していくかは，家族やヘルスケアの専門家，専門機関，行政にとって大きな課題である。さらに，高齢化に伴い，癌や心臓病，脳血管障害，糖尿病といった生活習慣病が増えており，とりわけ，癌の罹患率や癌による死亡率が急増している。癌患者の心をどのようにケアしサポートするかという問題も，ヘルスサイコロジストに課せられた大きな課題である。今後，病気の予防や健康の保持・増進という観点から，生活習慣を改善し，より健康で幸せな生活を送るための心理学的アプローチとして，健康心理学的な知識や技術が一層重要になってくると考えられる。

文　献

Barrera, M., Jr.　1986　Distinctions between social support concepts, measures, and models. *American Journal of Community Psychology*, **14**, 413-445.

Berkman, L. F., & Syme, S. L.　1979　Social networks, host resistance, and mortality：A nine-year follow-up study of Alameda country residents. *American Journal of Epidemiology*, **109**, 186-204.

キャプラン G.　近藤喬一・増野　肇・宮田洋三(訳)　1979　地域ぐるみの精神衛生　星和書店

(Caplan, G.　1974　*Support systems and community mental health.* New York：Behavioral Publications.)

福岡欣治　2001　ソーシャル・サポート　堀　洋直(監修)・松井　豊(編)　心理測定尺度集III　サイエンス社　Pp.40-67.

久田　満・岸　佳子・田中宏二　1995　周術期がん患者におけるソーシャル・サポートと心理的適応　人間の健康防御機構に及ぼす対人援助機能に関する総合研究　平成5, 6年度科学研究費報告書（研究代表者　田中宏二），41-50.

Hisata, M., Miguchi, M., Senda, S., & Niwa, I.　1990　Childcare stress and postpartum depression: An examination of the stress-buffering effect of marital intimacy as social support. *Research in Social Psychology*, **6**, 42-51.

久田　満・千田茂博・箕口雅博　1989　学生用ソーシャル・サポート尺度作成の試み(1)　日本社会心理学会第30回大会発表論文集，143-144.

House, J. S.　1981　*Work stress and social support.*　Reading, MA：Addison Wesley.

House, J. S., Robbins, C., & Metzner, H. L.　1982　The association of social relationships and activities with mortality：Prospective evidence from the tecumseh community health study.　*American Journal of Epidemiology*, **116**, 123-140.

Kahn, R. L., & Antonucci, T. C.　1980　Convoys over the life course：Attachment, roles, and social support.　In P. B. Baltes & O. G. Brim, Jr. (Eds.), *Life-span development and behavior*, Vol.3.　New York：Academic Press. Pp.253-286.

金　外淑・嶋田洋徳・坂野雄二　1997　慢性疾患患者におけるソーシャルサポートとセルフエフィカシーの心理的ストレス軽減効果　心身医学，**38**，317-323.

小牧一裕　1994　職務ストレッサーとメンタルヘルスへのソーシャルサポートの効果　健康心理学研究，**7**，2-10.

厚生省(編)　1997　平成9年版厚生白書　ぎょうせい

松崎　学・田中宏二・古城和敬　1990　ソーシャル・サポートの供与がストレス緩和と課題遂行に及ぼす効果　実験社会心理学研究，**30**，147-153.

森　和代・堀野　緑　1992　児童のソーシャル・サポートに関する一研究　教育心理学研究，**40**，402-410.

日本健康心理学会　1999　認定健康心理士資格申請の手引き(1999年改訂版)　日本健康心理学会・認定健康心理士資格認定委員会

野口裕二　1991　高齢者のソーシャルサポート――その概念と測定――　社会老年学，**34**，37-48.

岡安孝弘・嶋田洋徳・坂野雄二　1993　中学生におけるソーシャル・サポートの学校ストレス軽減効果　教育心理学研究，**41**，302-312.

Sarafino, E. P.　1994　*Health psychology*：*Biopsychosocial interactions* 2nd ed.　New York：Wiley & Sons.

Sarason, I. G., Levine, H. M., Basham, R. B., & Sarason, B. R.　1983　Assessing social support：The social support questionnaire.　*Journal of Personality and Social Psychology*, **44**, 127-139.

嶋　信宏　1994　高校生のソーシャル・サポート・ネットワークの測定に関する一

研究　健康心理学研究，**7**，14-25.
嶋　信宏　2000　ソーシャル・サポート評価尺度　上里一郎(監修)　心理アセスメントハンドブック　第2版　西村書店　Pp.608-618.
ストーン G. C.(編)　本明　寛・内山喜久雄(監訳)　1990　健康心理学——専門教育と活動領域——　実務教育出版
　　　(Stone, G. C.(Ed.)　1987　*Health psychology.*　Chicago：University of Chicago Press.)
田中宏二　1994　人間関係と健康　藤原武弘・高橋　超(編)　チャートで知る社会心理学　福村出版　Pp.175-186.
堤　明純・萱場一則・石川鎮清・苅尾七臣・松尾仁司・詫摩衆三　2000　Jichi Medical School ソーシャルサポートスケール（JSS-SSS)——改訂と妥当性・信頼性の検討——　公衆衛生学雑誌，**47**，866-878.
上野徳美・山本義史　1996　看護者のバーンアウトを予防するソーシャル・サポートの効果　健康心理学研究，**9**，9-20.
浦　光博　1992　支えあう人と人——ソーシャル・サポートの社会心理学——　サイエンス社
山本和郎　1986　コミュニティ心理学——地域臨床の理論と実践——　東京大学出版会

《topics》
❖ ソーシャルスキル・トレーニング

　ソーシャルスキル・トレーニング（Social Skill Training）は略してSSTと呼ばれ，社会生活技能訓練と訳されています。現在，社会福祉援助の分野で広く取り入れられている援助技法の1つで，精神障害者の社会参加に対応した精神科リハビリテーションの中核をなすものです。これには精神科のデイケアや社会復帰施設などに勤務する精神保健福祉士，臨床心理士などが携わっています。

　精神に障害をもつ人たちは，その症状の一部として，あるいは長期にわたる入院生活の影響などもろもろの理由で，社会生活に必要な技能を十分に身につけていないことがあります。たとえば人に会ってもあいさつができないとか，コンビニエンス・ストアに行っても買い物ができないなどです。そしてそのために多くの不利益を被ることになります。そこで社会復帰をする前に，あるいは少しずつ社会参加をしながら社会生活に必要な技能のトレーニングが必要になります。これがソーシャルスキル・トレーニングと呼ばれるものです。

　訓練の方法としては，主に行動療法の原理が応用されます。身のまわりの整理を課題とする場合には，それがうまくできたら代用貨幣（トークン・エコノミー）を与えるとか，外出を許可するなどの報酬を与え，技能を学習させるわけです。たとえばある施設では勧誘の断り方を課題としてとりあげ，先約があるからといってうそをつくことなどをロールプレイを通して指導していますが，これも一種のソーシャルスキル・トレーニングということになります。

　さて，このようにソーシャルスキル・トレーニングは心理学の応用分野として大変有効なものですが，あくまで対人援助の一手段であり，生活技能の向上自体が援助の最終目的ではないということを忘れてはならないでしょう。簡単に言えば，その人がもし買い物ができたほうが幸福になれるのならば，買い物を教えればよい，ということです。だれもが一定レベルの技能を身につけなければならないということはなく，ましてや生活技能が遅れていることが，すなわち不幸なことであるというような決めつけは慎まなければならないといえるでしょう。
　　　　　　　　　　　　　　　　　　　　　　　　　　　　（寺澤美彦）

［文　献］
福祉士養成講座編集委員会（編集）　2001　社会福祉士養成講座10　心理学
　中央法規出版

第10章
健康心理アセスメントの方法

　健康心理アセスメントとは，心身の健康や適応状態等について対象者の資質や特徴，あるいはその生育歴や環境条件などの査定を行う場合を総称している。本章では，健康心理に関するアセスメントの意義と役割，アセスメントが備えるべき基本的条件である信頼性，妥当性，基準，実用性などについて概説する。また，アセスメントの種類，アセスメントの計画，実施，採点，利用についてもその概要を説明する。

1　アセスメントの意義と役割

　臨床心理学の発展の中で治療と診断の2分野が確立された。そこでは不適応の状態やその原因を解明し，有効な治療に導くことが診断の目的とされた。したがって，障害や疾患を客観的にとらえることに重点がおかれた。これに対し，健康心理学のアセスメントは「その人のよりよい生き方の可能性を多面的，多角的に把握すること」を目的としている。したがって，「問題行動や異常行動の判定に重点をおくので

なく，もっと積極的に望ましい行動をどのように促進するかを重視する」のである（野口，1998）。

アセスメントの目標

このような基本的立場に立って，アセスメントの目標を述べると以下のようになろう。

健康心理学におけるアセスメントの目標は判定の妥当性を高め，健康に関連するさまざまな変数の検討を助けることである。すなわち，健康状態に影響し，その原因となる変数のアセスメントやそれらの変数間の関係のアセスメントは，健康に関連する行動の理解を進歩させ，効果的介入をもたらす。

また，健康の改善や増進に影響する変数を明らかにすることにより介入計画の策定を助ける。さらに，その介入の結果を評価する作業にも参加する。

アセスメントの対象

次に，アセスメントの対象は次のように分けられるであろう（野口，1998）。
①健康の維持・増進に関わる行動——知識，価値観，ストレス対処行動など
②予測される健康上の障害——特定の疾患に関する発症の可能性
③現在の健康状態——現在健康上問題をもっている者のスクリーニングや診断

これらの資料を集めるにあたっては以下の点に注意しなければならない（Thacher & Haynes, 2000）。
a．健康上の問題は多面的側面をもつから，行動，認知，情動を総合的に測定しなければならない。
b．個々のアセスメントの用具はそれぞれ固有の偏りをもつので，誤差を少なくするためにいくつかの用具を併用するのがよい。

c．生理的・認知的・行動的反応は相互に影響しあうので，その相互作用を考慮する必要がある。
d．健康状態の急速な変化に対応するために短い間隔で測定を繰り返すことが必要な場合がある。
e．利用目的に適した用具を選ぶことが重要である。

なお，健康心理学の分野では人間を多面的，多角的にとらえるアセスメントの概念が従来の臨床心理学や精神医学の診断の概念に置き換えられたことはすでに述べたが，近年では精神医学の分野でも多軸分類の診断法に基づくDSM-Ⅳのような診断手引が採用されるようになっている。この手引では，人格障害と精神遅滞，それ以外の臨床的関与の対象となる状態，一般的身体疾患，社会心理的問題および環境的問題など，全体的評定をいう5つの軸についてそれぞれ判定を行うようになっている(p. 160参照)。

2　信頼性と妥当性

アセスメントが備えるべき基本的条件には信頼性，妥当性，基準，実用性などがある。

信頼性
信頼性が高いということは，アセスメントの実施者が誰であろうとまた，いついかなるときに実施しても結果が変わらないこと，言い換えると誤差が少ないことを表す。信頼性には，安定性，等価性，内的整合性，検査者や評定者間の一致度などがある。
a．安定性は実施の時期にかかわらず安定した結果が得られることを示すもので，ある期間をおいて2度実施した検査と再検査の結果の相関係数で示される。

b．等価性は内容・形式・困難度が等しい2つの検査（平行検査）の結果の一致度で表される。
c．内的整合性はアセスメントを構成する項目群の内部に矛盾する結果がないことを示す。もっとも簡単な方法としては項目群を，たとえば偶数項と奇数項の2群に分けて相互の相関から信頼性係数を算定する折半法があるが，一般にはα係数を求める方法が用いられる。そのほかにも尺度の一次元性を示す種々の方法が用いられている。
d．実施者間の一致度は同じ対象者を異なる実施者が採点または評定した結果の一致度の高さを表す。これは採点または評定の客観性を表すものである。

妥当性

妥当性が高いということは，アセスメントの結果がその目的にかなっていること，言い換えれば，アセスメントの結果に基づく判定の正確さや介入の適切さが理論的根拠および経験的証拠によって支持されることを示す。妥当性には基準関連妥当性，構成概念妥当性，内容的妥当性などがある。
a．基準関連妥当性は，基準の種類によってさらに併存的妥当性と予測的妥当性に分けられる。併存的妥当性はアセスメントの実施と同じ時期に得られた基準，すなわち，医師の診断や別の検査結果との相関により，また，予測的妥当性は実施からある期間を経て得られた基準（症状や成績）との相関によって表される。
b．構成概念妥当性は，アセスメントの目的である，たとえば不安や健康度という構成概念から演繹される行動や症状がアセスメントの結果と一致することによって検証される。
c．内容的妥当性は，アセスメントを構成する項目の内容が構成概念と矛盾しないことによって保証される。ただし，構成概念妥当性のようにアセスメントの結果によって裏づけられたものではない。

基　準

　基準はアセスメントの結果を解釈する手がかりとなる。これには理論的に設定された目標基準（criterion）と標準化集団に基づいて作成された集団基準（norm）とがある。前者は性別，年齢段階ごとに設定されており，これに達していれば，たとえば健康と判定される。後者は各個人の集団内での位置がわかる物差しである。これによって相対評価が可能となる。集団基準は標準得点（偏差値はその一種），パーセンタイル，段階値などによって表される。信頼性・妥当性が高く基準を備えた検査を標準検査（standardized test）と呼び，このような標準検査を作成する手続きを標準化という。

実用性

　実用性とはアセスメントの費用対効果のバランスをさす。経済的負担や被検査者の心身の負担が少なくて効果が大きいアセスメントほど実用性が高い。

3　アセスメントの種類

1　アセスメントの方法的分類

　方法的にみると，アセスメントは観察法，面接法，調査法，検査法，心理・生理学的測定に大別される。

観察法

　自然観察法，実験的観察法，参加観察法（観察者自身が集団の一員として参加しながら観察する）がある。

観察を記録する方法として行動目録法と評定尺度法が用いられる。行動目録法はあらかじめ設定されたカテゴリーのいずれかにチェックする方法である。また，評定尺度法には価値段階法，数値評定法，図式評定法，見本（例示）尺度法などがある。価値段階法は3ないし9段階の等級を設けて評定を行う方法である。数値評定法は，たとえば1から100までの数値を与えさせる方法である。図式評定法は直線上の点の位置によって表す方法である。見本尺度法は各評価段階ごとに具体的な見本を例示し，それを手がかりとして評定させる方法である。

面接法

個人面接と集団面接があり，前者には質問順序が定められている構造化面接と比較的自由な非構造化面接がある。

調査法

面接調査法と質問紙調査法がある。電話調査法はその中間といえよう。質問紙調査の実施方法としては集合調査法，郵送調査法，留置き調査法（あらかじめ配布した調査票を後で回収する方法），託送調査法（生徒を通じて保護者に回答を求める方法など）がある。また，その回答形式には自由回答法と制限回答法がある。後者はさらに二者択一法（諾否法），選択肢法，チェックリスト法，分類法，順位法などに分けられる。

検査法

多数の質問項目からなる質問紙検査法と曖昧な刺激に対して自由に回答する投影法とがある。

心理・生理学的測定

心拍数，血圧（最高，最低），体温の測定や脳波検査のほか，心電図，超音波，磁気共鳴映像法，血液・体液の生化学的検査などがあるが，

第10章　健康心理アセスメントの方法

多くは医療専門家の協力を必要とする。

2　アセスメントの内容的分類

アセスメントを対象から分類すると個人を対象とするものと家族・職場など集団を対象とするものとに分けられる。
以下にそれぞれのアセスメントの領域を列挙しておく。

個人を対象とするアセスメント

個人を対象とするアセスメントとしては，「パーソナリティ」のアセスメントとして，パーソナリティ，健康度・健康観，QOL，タイプA行動など。「ストレスと情動」のアセスメントとして，コーピング・スキル，バーンアウト，不安・怒り・神経症傾向，気分など。「生活態度・習慣」のアセスメントとして，ライフスタイル，食行動，リスク行動など，があげられる。

家庭・職場など集団を対象とするアセスメント

家庭・職場など集団を対象とするアセスメントとしては，ソーシャルサポート，人間関係，社会的スキルなど，があげられる。

4　アセスメントの計画，実施，採点，利用

アセスメントの計画

アセスメントを計画するに際しては，目的にふさわしい方法を選ぶことが大切である。全面的に利用できる方法が見あたらない場合はいくつかの方法を併用する必要があろう。とくに，健康心理学の領域ではまだ標準化されていない検査が少なくない。基準がまだ設定されて

いない検査や尺度は結果の解釈にあたって控え目な態度をとることが望ましい。また，適切なものが見あたらない場合，予備的面接あるいは聞き取り調査から始めて，どの方法を利用すべきかの見通しを立てることになろう。

　方法を選択する場合には，アセスメントの基本的条件に照らして適切なものを決定するが，時間的制約や実施の経済的負担も考慮しなければならないであろう。また，高齢者や幼児を対象とする場合は，アセスメントの実施による身体的・心理的負担も考慮しなければならない。

アセスメントの実施

　標準検査の場合は手引書に従って実施する。実施手引がないその他のアセスメントでも被調査者の信頼を得て，率直に回答してもらえるよう心がける。その意味でも，相手の同意を得た後に行うべきであるが，集団の調査の場合は少なくとも調査の目的を説明して協力を求めるべきである。

　なお，高齢者や幼児で疲労が激しい場合は2回に分けて実施するような配慮も必要であろう。

採　点

　標準検査の場合は採点手引に従って採点し，基準に照らして換算したうえで解釈を行う。また，機械的採点の場合はその結果をうのみにせず，まず手採点の結果と照合して採点のソフトが信頼できるか否かを確かめることが大切である。

アセスメントの結果の利用

　個人を対象としたアセスメントでは，利用目的に応じて，カウンセリングや介入の方針決定にアセスメントの結果を利用する。また，集団を対象とする場合，健康教育や健康増進運動の方針を策定するのに

役立てる。

　この際,標準化されていない方法を用いる場合はいうまでもないが,標準検査であっても基準の適用範囲を超えて拡大解釈してはならない。せいぜい参考程度に利用するのがよい。たとえば,大学生基準を高齢者にそのままあてはめて解釈してはならない。

　また,カウンセリングの場面では被面接者に結果を知らせることが多い。このような場合は報告する相手の理解度に応じて報告の内容を工夫する必要がある。カウンセラーに対する信頼関係を緊密化するとともに,被面接者の自己理解を深め自己効力感を高めるような形で伝達することが望ましい。

　なお,プライバシー保護のため,アセスメントの結果の情報管理を厳格に行うことは,アセスメントの適切な実施,採点,利用とともに健康心理学者が順守しなければならない倫理である。

文　献

肥田野直　1999　アセスメントの方法と特徴　健康心理アセスメント——基本ガイド——　健康心理・教育学研究, **5**(1), 6-12.

本明　寛　1999　健康心理アセスメントの概念　健康心理・教育学研究, **5**(1), 1-5.

Johnston, M., & Johnston, D. W.　1998　Assessment and measurement issues. In D. W. Johnston & M. Johnston (Eds.), *Comprehensive Clinical Psychology*. Vol.8. *Health psychology*. Oxford：Elsevier Science. Pp.114-135.

野口京子　1998　健康心理学　金子書房

Thacher, I., & Haynes, S. N.　2000　Health psychology. In A. E. Kazdin (Ed.), *Encyclopedia of Psychology*. Vol.4. Oxford：Oxford University Press. Pp.85-97.

《topics》
❖DSM-Ⅳ

　DSMとはDiagnostic and Statistical Manual of Mental Disorder（精神疾患の分類と診断の手引）のことです。1952年に精神障害の公的な分類体系として使われ，1968年に世界保健機関（WHO）との共同研究により改訂版（DSM-Ⅱ）がつくられました。その後種々の改訂が加えられ，現在の最新版はDSM-Ⅳが刊行されています。この分類体系の意図は，世界中の精神保健の専門家が，障害の種類，発生率，精神障害に関する他の関連データと比較できるようにすることです。これらの障害は，重大性，損傷の程度，それらを決定する要因などの点において大きく異なっているので，それをできるだけ明らかにするため，多軸分類を採用しています。実際にはそれによって種々の精神疾患や一般身体疾患，心理社会的および環境問題，現存する問題を1つだけ評価することなく機能レベルなどに注意を払いながら，総合的かつ系統的な評価を行うことができます。同じ診断を示す各個人の非均質性を記述する際に便利であり，さらに軸システムは，臨床的，教育的，研究的状況において，生物・心理・社会的モデルを適用しやすくしています。DSM-Ⅳは基本的にはDSM-Ⅲ-Rの基本姿勢を踏襲しています。ただ改訂以前の広範囲の研究データを見直し，各診断基準がより明確で臨床的に用いやすいものに改良，用語の客観的記述を徹底させています。第1軸は人格障害（personality disorder）と精神遅滞（mental retardation）を除く，あらゆる臨床疾患（clinical disorder）を対象としています。第2軸は人格障害と精神遅滞です。また顕著な不適応性の人格特徴や防衛機構もその対象として記録してよいことになっています。第3軸は精神疾患の理解と治療に関与している一般身体疾患を記録するものです。第3軸は1軸，2軸の精神疾患に影響を与えていると思われる心理社会的そして環境的諸問題を記録します。第5軸は患者の機能の全体的レベルについての判断を記録するもの，実際には100ポイントスケールのGAF（Global Assessment of Functioning）尺度が使われます。たとえば，ポイント10－1は深刻な持続的自殺傾向を示す，などです。精神病理的研究の対象は1軸と2軸が中心です。

　DSMは研究家や臨床家にとって，非常に有効な手段として現実に使用されていますが，心理学者の立場からの批判がないわけではありません。それは医学モデルに根ざした認識論であり，特殊な兆候や疾患を操作的に扱い，ヘルスケアに携わる者への精神医学の政策的指導書としての役割を担いつつあります。心理学的立場としてはもっと精神病理の根源に根ざしたモデルを構

築する必要があります。

(稲松信雄)

[文　献]
DSM-IV　医学書院
Pawlik, K., & Rosenzweig, M. R. (Eds.)　2000　*The international handbook of psychology*. Sage Publications.

第11章
健康教育の場と方法

1 健康教育の定義

　日本における健康教育に関する公的な記述は，1988年の文部省通達による「心身の健康の保持・増進を図るために必要な知識および態度の習得に関する教育」という定義が，もっとも明確なものとされている（本明，1995）。世界保健機関（WHO）では，「健康教育は，広義では，健康に関する信念・態度・行動に影響する個人，グループ，コミュニティのもつすべての経験を活用すると同時に，これらの信念・態度・行動などを変容させるために行われる専門家の教育的・支援的活動をいう。狭義では，上述の経験・努力・過程のうち計画されたものを指す」と定義している（福渡，1998）。またアメリカのグランツら（Glanz, K. et al., 1991）は，『健康行動と健康教育』という著書の中で諸家の定義を次のように紹介している。

　シモンズ（Simonds, S. K., 1976）は，「健康教育とは，個人・集団・地域住民にとって健康に好ましくないと考えられる行動から，現在および将来の健康な行動へと変化をもたらすための教育である」とし，

グリフィス（Griffiths, W.）は、「健康教育とは最適な健康実践について知っていることと，実際に行っていることのギャップを埋めることである」と述べているのは興味深い。

アメリカの健康教育のリーダーの一人であるグリーン（Green, L. W., 1991）は、「健康教育とは個人，集団，コミュニティにおいて，健康のためになる自発的な行動を準備し，実現し，強化するために計画されたあらゆる学習経験の組み合わせである」と定義している。彼ははじめ健康教育は，本人の意志による行動変容であることを強調し，それゆえに対象領域は健康を直接意識した健康志向行動に限定していた。しかし，行動やライフスタイルからくるリスクファクターが早死の大きな原因であることがわかるにつれて，複雑な生活習慣や社会環境を支えている社会的規範，文化的価値などに注目し，経済的，環境的，政策的な支援・介入が必要であると主張するようになった。

グリーンは健康教育をヘルスプロモーションの中心に位置づけ，従来よりも広い立場から健康教育を定義している。健康に影響を及ぼす要因として，個人の行動のみならず環境・政策・法規・組織の要因をあげ，それらに働きかけることによって健康問題を解決しようとする傾向は近年アメリカで高まりつつある。

2　生涯発達段階と生活の場に応じた健康教育

1　健康教育の時間的・空間的次元

人間は一生を通じて健康を維持し，いきいきとした生活をしながら，自分の人生の目的を達成して充実した生涯を終えることができれば，それは大きな幸せである。WHOのオタワ憲章にもあるように，健康

第11章　健康教育の場と方法

は生きる目的ではなく，毎日の生活をしていくための資源である。この"健康"という資源を活用して人生の目的を達成するためには，乳幼児期から老年期に至るまでの生涯発達段階に応じた健康教育（健康学習）が必要である。

また，家庭，学校，職場，地域社会，医療場面など生活空間での健康教育（健康学習）もあわせて考えなければならない。もちろん，健

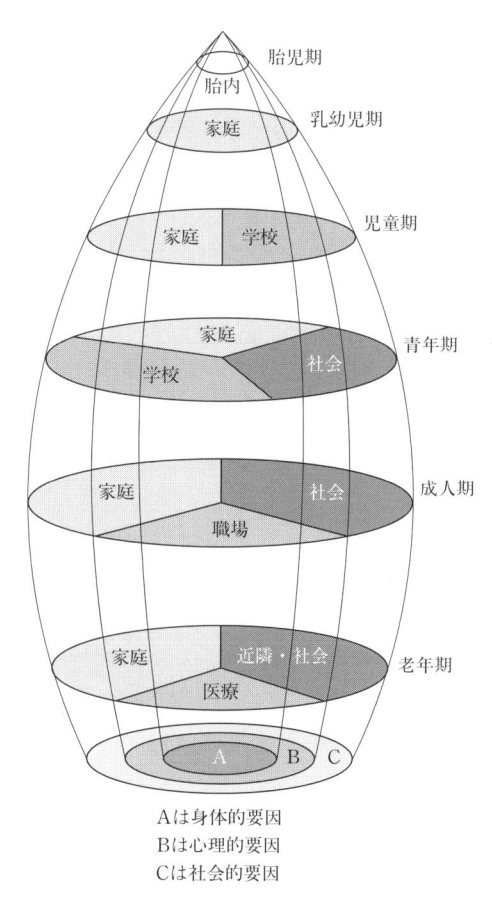

Aは身体的要因
Bは心理的要因
Cは社会的要因

図11－1　健康教育の時間的・空間的次元

康に関わる身体的・心理的・社会的要因は人間全体を考えるホリスティックヘルス（holistic health：全人的健康）の構成要素である。

図11−1は健康教育の時間的・空間的次元の関係を示したものである。

生涯発達の段階を縦軸に，生活空間を横軸平面にした立体で，A，B，Cは玉葱の皮のように立体の内部に入れ子になっている。縦軸と横軸平面の交差するところにある健康教育のテーマは重複することがあるので，必要に応じてどちらかの軸に所属させて説明する。

2　生涯発達段階に応じた生涯健康教育

胎児期・新生児期・乳幼児期の健康教育

昔から"三つ子の魂百まで"といわれるように，人生初期における心身の健全な成長発達や健康習慣の形成は，その後の発達や健康なライフスタイルの基礎をなすもので，きわめて重要な健康教育の課題である。妊産婦健康審査に始まり，3歳児健康審査までの健康管理の責任は親にあり，主たる養育者の役割である。

核家族化，少子化，母親の就労が増加し，子育て環境が変化する中で，母子保健指導の充実と子育て支援体制の整備が望まれている。幼児期の基本的生活習慣のしつけで，睡眠，食生活習慣，歯磨き，清潔の習慣，排泄の自立と規則正しい生活のリズムなどは健康教育と関係が深い。

乳幼児の睡眠調査では，遅寝遅起きの夜型生活が進行し，睡眠時間の不足がみられ，それが不健全な食生活，運動不足などと結びついて肥満児が増加し，"生活習慣病予備軍"になることを警告している（神山，2000）。親の生活リズムに子どもを合わせるのではなく，乳幼児の発達特徴に基づいた規則正しい生活リズムを形成するように配慮しなければならない。また，幼児は母親と情緒的つながりが強いので，母親の感情状態が幼児期の問題行動と関係することが多いとされている。

児童・青年期の健康教育

　児童期は生涯で一番健康な時期であるといわれているが，最近子どもの健康問題が大きく変わってきた。アトピーや喘息，鼻炎といったアレルギー体質，長時間のテレビ視聴やコンピュータゲームによる視力低下，頭痛・腹痛・疲労を訴えるなどの心身症的傾向，慢性的な小児生活習慣病などがあらわれている。最近の児童生徒の基本的生活習慣の崩れや乱れは蔓延状態にある。

　日本学校保健会（1996）の「児童生徒の健康状態サーベイランス事業報告書」によれば，生活時間は夜型になり，睡眠時間は短く，自然の目覚めは少なく，登校時刻ぎりぎりに起床し，朝食を欠食し（高校男子15％），排泄がきちんとされていない者（高校女子70％）が増えている。登校しても中学・高校生の約40％は午前中に体調の不調を訴え，睡眠不足と称する者は中学生で50％，高校生では60％を超え，疲労感があると答えている。

　運動不足は中高校生の女子に多く，めまいや立ちくらみと関係する起立性調整障害症状を示す者は，中高校生で男子約12％，女子約16％いる。

　青年期は心身の成長発達が激しく，自我にめざめ，心理的に親から自立する時期で，情緒もきわめて不安定である。親や教師との間に葛藤が起きやすく，学校の成績や受験競争が大きなストレスとなって，校内暴力，いじめ，無気力，不登校，少年犯罪が多発している。

　青少年の喫煙，飲酒，薬物乱用，交通事故，エイズ，性行動，自殺などのほか，思春期の摂食障害，肥満など健康教育の課題は山積している。これらの課題の多くは，生活習慣の改善によって防ぐことが可能である。

成人期から向老期の健康教育

　成人期は人生の中でもっとも充実した時期であると同時に身体的・心理的・社会的・家族的に変化の多い時期でもある。

身体的には体力の衰えを感じはじめ，生活習慣病があらわれやすい時期である。心理的には自己の再吟味とアイデンティティの問い直しが必要になる。社会的には仕事の責任は重くなり，地位・役割の変化が生じ，部下指導も難しく，人間関係も複雑になりストレスが増大する。家庭では親子関係・夫婦関係の再確認や老親の扶養などの課題が出てくる。年齢的には心身症やうつ病が発症しやすく，この時期を中年期危機と称する研究者もいる。

　健康問題としては，タイプA行動，生活習慣病，肥満，飲酒，喫煙，過労死，自殺，主婦の"空の巣症候群"などがある。1999年の自殺者数は3万3,000人にのぼり，そのうち約60％は50歳以上となっている(厚生省保健医療局，2000)。

老年期の健康教育

　老年期になると加齢に伴い身体的機能が低下するため，さまざまな疾病にかかりやすくなる。しかし，すべての高齢者が日常生活に支障が生ずるほど健康を損ねるわけではない。厚生省国民生活基礎調査(1998)によると，健康について「よい」「まあまあよい」「ふつう」と思っている者の割合は，65〜74歳では男性78.4％，女性75.2％であり，75〜84歳では男性71.1％，女性68.6％，85歳以上でも男性68.7％，女性67.0％となっており，元気な高齢者が多いのである。

　しかし，一方で総理府の調査(1997)によると，65歳以上の者の41.2％が自分の健康についての悩みや不安を感じていると答えている。そして，高齢になるほど健康のために何らかのことを日頃から気をつけて実践している者の割合も多くなっている。65歳以上の者で「規則正しい食事（78.5％)」「バランスのとれた食事（53.1％)」「うす味のものを食べている（53.5％)」「食べ過ぎない（63.6％)」「運動をしている（49.6％)」「睡眠を十分とっている（64.2％)」「たばこを吸わない（52.6％)」「お酒を飲み過ぎない（47.2％)」など日頃健康に配慮していることがわかる。

老年期の健康教育のテーマとしては食生活習慣，歯と口腔の健康(8020運動)，運動習慣，休養，こころの健康，生きがい教育，死の教育などがある。

　高齢者の多くは元気で社会的にも十分活躍できる者であるから老人＝弱者イメージを打破し，できるだけ多くの高齢者が健康で生きがいをもって社会参加できるように支援することが重要である。高齢者が自分の人生を回顧し，統合する援助としてのライフレビューカウンセリング（山本，1996）は高齢者の心理的活性化に役立つ。

3　生活の場に応じた健康教育

家庭における健康教育

　家族は生活する上での1つの単位で，夫婦が子どもを産み育て教育する場であり，家族成員が団欒を楽しみ，心身の平安を得る場である。幼児期から老年期に至るまで，家庭の機能は健康の維持・増進に重大な影響を及ぼす。とくに幼児・児童期は生活時間の多くを家庭で過ごすので，先にも述べたように睡眠，食生活習慣，生活態度が健康問題と関連する。

　日本人の食生活が欧米化し，飽食の時代が栄養の過剰摂取を呼び，運動不足と相まって肥満を増大させている。子どもの肥満の割合は1970年代の2倍前後になり，生活習慣病も増えている。子どもの好きなハンバーガーや肉類，ポテトチップスをはじめ，高脂肪，高コレステロール食への偏食がみられ，栄養のバランスを欠いている"塾前塾後食"が象徴するように食事時間も団欒とは無縁になった。偏食，欠食，孤食の習慣を改め，子どもに食の自己管理能力をつけさせる教育が必要である。その意味では学校給食の役割が大きい。子どもばかりでなく，大人の食事習慣の乱れも無視できない。朝食の欠食，深夜の食事，栄養の偏りなど不健康な食習慣も少なくない。

　最近は家庭における児童虐待，ひきこもり，ドメスティック・バイ

オレンス(Domestic Viorence：DV)などが多発し，虐待防止法やDV防止法によって規制しなければならないような憂慮すべき状態が生じている。

学校における健康教育

　学校における健康教育の目的は「健康科学を基盤として，自他の生命を尊重し，生涯を通じて健康で安全な生活を送るための基礎を培う観点から，健康・安全に関する基礎的・基本的な知識を理解させ，子どもが発達段階に応じて自主的に健康な生活を実践することができる能力と態度を育成すること」である（滝沢，1994）。

　小学校での保健学習では「身近な生活における健康・安全について理解させる」ために，第5，6学年の体育科の授業で実施されている。その内容は，①体の発育と心の発達，②けがの防止，③病気の予防，④健康な生活，の4項目である。

　中学校では保健体育科の保健分野で次の5項目の内容を1～3年にわたって55単位時間授業することになっている。その内容は，①心身の機能の発達と心の健康，②健康と環境，③傷害の防止，④疾病の予防，⑤健康と生活，である。

　高等学校でも保健体育科の保健分野で，次の4項目の内容を1～2年で70単位時間教授されている。それは，①現代社会と健康，②環境と健康，③生涯を通じる健康，④集団の健康，である。

　杉田（1998）は学習指導要領を分析して，小学校・中学校・高等学校と学校段階が進むに従い，身体的健康，環境，社会の健康という順序で重点的に教えられるようになっていること，および「児童・生徒が自己の健康観を知り，それを育成する」という観点が希薄であると指摘している。また，肥田野（1994）は中学校，高等学校の保健体育の教科書を分析して「中学校では日常生活に直結した健康問題が取り上げられているのに対して，高等学校では青年期の自殺や終末医療を通して生きる意味を問う姿勢に欠けている」と述べている。さらに「健

康行動や健康の基礎となるライフスタイルの形成にとって重要な自己効力感による内発的動機づけが軽視されている。そのため生徒が自分自身の健康問題を，自主的・主体的に解決する意識や態度がまったく形成されていない」と批判している。

現在の学校には学級崩壊，いじめ，不登校，校内暴力，自殺，非行など健康教育の観点から対処しなければならない学校病理現象ともいうべき問題が山積している。性教育やエイズ予防教育とあわせて教師の健康問題やメンタルヘルスの改善も今日的課題である。

職場における健康教育

職場における健康教育の目的は，労働者の安全衛生教育で，労働災害や職業病の防止，作業管理，健康管理を行い，労働者の快適な職場と健康を保証することである。事業者は労働基準法や労働安全衛生法などによって，安全衛生教育を義務づけられている。事業者はその責任において努力するとともに，労働者も受け身ではなく自分自身の問題として，正しい健康知識をもち，改善を必要とする生活態度は改め，健康の維持・増進をはかることが必要である。

1998年から「心とからだの健康づくり」をめざしてトータル・ヘルスプロモーション・プラン（Total Health promotion Plan：THP）が推進されるようになった。これは身体面の健康づくりだけでなく，精神面での健康づくりの重要性が認識された証拠である。具体的には産業医を中心に，運動指導，保健指導，心理相談，栄養指導の専門家が協力して労働者の健康づくりを進めるシステムになっている。

職場での健康教育のプログラムとしては，ライフスタイルの改善（食習慣，喫煙，飲酒，運動不足，睡眠不足，適正体重の維持），タイプA行動の修正，高血圧スクリーニング，ストレスマネジメントなどがある。

長期にわたる経済不況，リストラ，人員削減，成果主義，IT革命の進行など厳しい産業界の状況の中で，メンタルヘルスを中心とした健

康教育の要請が高まっている。

地域社会における健康教育

　地域社会での健康教育の基礎は，地域住民に健康の重要性を認識させ，健康行動を習慣的に実行させるようにすることである。一人ひとりが健康になってはじめて地域社会全体が健康になるのである。

　日野原（1998）は，地域社会に健康行動を普及させる手段として，宗教の布教活動の戦略と同様，地域住民の能力を利用することを提案している。もちろん，医師や保健師，看護師，栄養士，社会教育主事などの専門家の指導も必要である。しかし，地域住民の中の「健康に恵まれている人が病人，弱者，ハンデキャップのある人と密接に交わって，健康への感謝の心を，他者への配慮に向けて，不健康な人びとの心身を上手に支えることである。そして在来のよくない生活習慣を続けると将来遠からず発病するということを納得のいくようにやわらかく説明して，その人の生活習慣を上手に変容させることが望ましい」と述べている。

　地域社会での健康教育のプログラムは公衆衛生の活動として古くから行われてきた。第二次世界大戦後の蚊やハエ退治，結核撲滅運動などは地域の行政単位や自治会を中心として展開された。東北地方の食習慣として塩分の過剰摂取が高血圧や脳卒中と関係があるということで始まった地域保健活動などは，まさに地域住民の健康への意識改革や食習慣の変化がなければ，今日のような成果をあげることはできなかったであろう。

　寝たきりゼロ作戦をめざして，医療・保健・福祉の縦割り行政を統合し，地域包括ケアシステムを確立したのは広島県御調町で，15年間で在宅寝たきり老人数を3分の1に減らすのに成功した。地域住民を対象にして"福祉バンク"と称するボランティア組織が結成され，点数制と時間貯蓄制によって，高齢者の日常家事援助と介護サービスに従事している（山本，1998）。

アメリカの健康政策「ヘルシーピープル2000」の成功にならって，わが国でも厚生省が「健康日本21」と称する国民健康づくり運動を発表した。その特徴は日本人の2010年における健康目標値を，疾患による死亡，罹患，リスクファクターなどの数値指標によって設定したことである。

医療の場における健康教育

医療の場の主役は医療者で，患者は素人なので判断や決定を医師に依存して"おまかせ"する医療がこれまで長く続いた。しかし，生活習慣病や慢性疾患の予防や治療には患者の自主的・主体的な協力を欠くことができない。

一次予防の段階で健康行動に対するリスクファクターをコントロールしてライフスタイルを整えることの重要性はいうまでもない。しかし，二次予防，三次予防においても患者の役割は大きく，健康心理学や行動科学の知識や技法が治療に役立つことが明らかになった。

医療の場での健康教育が関わる問題は，インフォームド・コンセント (informed concent：説明と同意)，コンプライアンス(compliance)，QOL (Quality of Life)，バーンアウト (burnout syndrome)，癌患者やエイズ患者に対するカウンセリング，死の教育，患者の家族に対する心理的支援，患者の自助グループづくりへの援助などがある。

3 健康教育の方法，健康教育プログラムの作成と評価

1 健康教育の方法と進め方

健康教育の方法には次のようなものがあり，目的，対象，個人，集

団，テーマなどによって適切に選択し，組み合わせて実施する必要がある。
①情報提供的方法（講義，個別指導）
②体験学習的方法（ロールプレイ，集団討議など）
③健康心理カウンセリング
④地域組織活動（市民活動など）
⑤メディアの利用(視聴覚教材，マスメディア，インターネットなど)

健康教育プログラムの作成と評価は，一般的には次のようなステップで行われている（宮坂，1998）。
　a．対象者の把握
　b．健康上の問題の発見と分析
　c．専門的なケアの決定
　d．健康教育上の問題の発見と分析
　e．健康教育の目的・目標の決定
　f．健康教育の方法の選定
　g．健康教育計画の編成
　h．実施
　i．評価

グリーンら（Green, L. W. et al., 1997）のプレシード・プロシードモデル（PRECEDE-PROCEED model）は，健康教育プログラムの実施に先立って必要な社会的診断，疫学的診断，行動的・環境的診断，教育的・組織的診断，管理的・政策的診断などによるニーズアセスメントを行い，続いて健康教育の目標，対象，実施計画を立て，それに基づいて実施・評価（経過・影響・結果評価）を行うことになっている（野口，1995）。

このモデルの特徴は，行動変容に影響を及ぼす要因として準備，実現，強化の3要因をあげたこと，行動のほかに環境を取り上げたこと，そして政策，規制，組織などに働きかけることによってQOLを高めることが健康教育の究極の目的であるとしたこと，などである。

グリーンのモデルは学校，職場，地域などの健康教育に利用されている。とくに日本の公衆衛生学会や地域保健活動の領域では MIDORI (Mutually Involved Development and Oganization of Research for Intervention) 理論と略称して，実践的研究をするグループもある（藤内，1999）。

2　健康教育プログラムの実践

健康教育プログラムは生涯のいろいろな段階や生活の場で企画され実践されているが，ここでは学校教育における実践について簡単に紹介する。

心理学や健康心理学の理論に基づいて，現場の教師が子どものセルフエスティーム (self-esteem) を高め，自律的な行動をとれるようにする「心の健康教育」のプログラムが山崎（2000）によって開発され，学校の教育実践で効果をあげている。

フィークス (Psychological Health Education in Elementary-school Classes by Schoolteachers：PHEECS) と称するこのプログラムでは，攻撃性適正プログラム，依存・消極性改善プログラムなど，性格や行動の改善の実際方法を示し，教育効果の評価を客観的，科学的な方法で実施している。

竹中（1997）は，わが国ではじめて『ストレス・マネジメント教育』と題する著書を編集して，ストレス状況下にある子どもの諸問題の解決を対症療法としてではなく，事前に予防措置として行うストレスマネジメント教育の重要性を強調している。

ストレスマネジメントとは，ストレスの本質を知り，それに打ちかつ手段を習得させることを目的とした健康教育である。この著書のなかで山田は，わが国へのストレスマネジメント教育導入の意義と問題点を指摘し，島井は，アメリカ教育財団が子どものライフスキル形成で効果をあげている KYB (Know Your Body) プログラムや日本版

KYBプログラムを紹介し, 健康教育の基礎としてのライフスキル教育について述べている。

別の論文で坂野ら (1995) は, ストレスマネジメント研究の動向をまとめ, 山田 (2000) はわが国におけるストレスマネジメントに関する文献を総覧している。

ストレスマネジメント教育にしても, ライフスキル教育にしても, 日常生活におけるストレスに打ちかち, さまざまな課題に上手に対応できる建設的で効果的な行動能力を高めるためだけではなく, より一般的には質の高い人生を送るための心理社会的基礎能力を形成することをめざしている。このことは新学習指導要領でいう"生きる力"ときわめて類似している。

3 健康教育プログラムの評価

健康教育プログラムの成果に関する評価は非常に困難である。それは個人のその場の行動変容のみならず, 家族, 集団, 地域の健康行動の変化を対象としたり, 長期間にわたる効果の持続性を検証しなければならないからである。

一般的によく行われる教育介入の前と後での測定・評価は, ごく短期間の行動変容に及ぼす効果をみる場合にのみ, 有効であるにすぎない。はじめ禁煙・禁酒に成功した人びとのうち70～80%の人が12か月後のフォローアップ・チェックで逆戻り (relapse) していたという記録 (本明, 1992) をみても, 長期の行動変容の維持がいかに困難かがわかる。

また, 健康教育の効果が死亡率, 患者数, 医療費の減少など, 数値化されやすい場合は評価は容易であるが, 健康観, 人生観, QOLなどを対象とする場合の評価は複雑である。逆戻り防止の研究の重要性が痛感される。

一般にわが国の健康教育の科学的評価は不十分である。いうまでも

なく，プログラムの成果を明らかにするためには，企画段階から評価の方法，内容，時期，担当者を決め，数値目標を明らかにしておかなければならない。評価が行われるための条件としては，①健康教育実施体制の整備，②健康教育の評価の困難さへの対策，③評価に関する研究を増やす，④評価の実施担当者を確保する，⑤評価の必要性に対する認識を高める，ことなどがあげられる（武藤，1994）。

文　献

福渡　靖　1998　衛生行政と健康教育　石井敏弘(編著)　健康教育大要──健康福祉活動の教育的側面に関する指針──　ライフ・サイエンス・センター

ギャッチェル R. J.・バウム A.・クランツ D. S.　本明　寛・間宮　武(監訳)　1992　健康心理学入門　金子書房

(Gatchel, R. J., Baum, A., & Krantz, D.S.　1989　*An introduction to health psychology*.　New York：Newbery Award Records.)

Glanz, K., Lewis, F. M., & Rimer, B. K. (Eds.)　1991　*Health behavior and health education*.　San Francisco：Jossey-Bass Publishers.

グリーン L. W.・クロイター M. W.　神馬征峰・岩永俊博・松野朝之・鳩野洋子（訳）　1997　ヘルスプロモーション　医学書院

(Green, L. W., & Kreuter, M. W.　1991　*Health promotion planning*.　CA：Mayfield Publishing Co.)

Griffiths, W.　1972　Health education definitions, problems, and philosophies. *Health Education Monographs*, **31**, 12-14.

肥田野直　1994　わが国の中学校における健康教育──教科書の内容分析を通じて──　健康心理・教育学研究，**1**(2)，54-62.

日野原重明　1998　地域における健康教育の実践　石井敏弘(編著)　健康教育大要──健康福祉活動の教育的側面に関する指針──　ライフ・サイエンス・センター

神山　潤　2000　小児の睡眠を取り巻く諸問題　精神医学，**42**(12)，1309-1316.

厚生省　1998　国民生活基礎調査

厚生省保健医療局　2000　21世紀における国民健康づくり運動(健康日本　21)　厚生省2000人口動態統計月報(概数)

宮坂忠夫　1998　健康教育論──健康教育計画の企画，実施と評価のあらすじ──　石井敏弘(編著)　健康教育大要──教育福祉活動の教育的側面に関する指針──

ライフ・サイエンス・センター
本明　寛　1995　健康教育の必要性　肥田野直・本明　寛・山本多喜司(監修)　健康教育の心理学　実務教育出版
武藤孝司・福渡　靖　1994　健康教育・ヘルスプロモーションの評価　篠原出版新社
日本学校保健会　1996　児童生徒の健康状態サーベランス事業報告書
坂野雄二・大島典子・富家直明・嶋田洋徳・秋山香澄・松本聡子　1995　最近のストレス・マネジメント研究の動向　早稲田大学人間科学研究, **8**, 121-141.
Simonds, S. K.　1976　Health education in the Mid-1970s：State of the art. In Preventive Medicine U.S.A. New York：Prodist.
総理府　1997　国民生活に関する世論調査
杉田秀二郎　1998　文部省学習指導要領(保健)の内容の変遷およびそこにみられる健康観　健康心理学研究, **11**(2), 58-75.
滝沢武久　1994　日本の小学校における健康教育　健康心理・教育学研究, **1**(2), 47-53.
藤内修二　1999　MIDORI 理論の実践への適用とその課題　第58回公衆衛生学会
竹中晃二　1997　子どものためのストレス・マネジメント教育――対症療法から予防措置への転換――　北大路書房
山本多喜司　1996　ライフレビューカウンセリング　健康心理・教育学研究, **2**, 6-13.
山本多喜司　1998　企業における健康教育　人事管理　特集：企業の人材と健康管理　日本人事管理協会(編)　8-15.
山本多喜司　1998　地域の健康増進プログラム　石井敏弘(編著)　健康教育大要――健康福祉活動の教育的側面に関する指針――　ライフ・サイエンス・センター
山田冨美雄・大野太郎・百々尚美・富永良喜・嶋田洋徳・戸ヶ崎泰子・堤　俊彦　2000　ストレス・マネジメント――過去, 現在を見直し, 将来を語る――　日本健康心理学会第13回大会, 日本健康心理学会研究推進委員会シンポジウム資料
山崎勝之　2000　心の健康教育――子どもを守り, 学校を立て直す――　星和書店

《topics》
❖EAP(従業員援助プログラム)

　企業が従業員の抱える問題や悩みの解決を援助する制度(Employee Assistance Program：EAP)。1940年代，アメリカではアルコール依存の従業員への援助対策として始まり，1980年代以降は広く職場，家庭等におけるメンタルヘルス問題から，経済問題，法律問題にまでその対象が拡大して今日に至っています。アメリカでは経営者がEAPを採用する理由の第1に従業員のストレス，その他生産性を低下させるおそれのある要因を除去し，これによって生産性を向上させることをあげています。たとえば，アメリカでの石油会社を対象とした，EAPの費用対効果の研究では，EAP導入によりEAP投資額の約40倍もの利益があげられたといいます。アメリカのトップ企業500社の95%以上がこのプログラムを利用していて，これに伴いEAPサービス機関も12,000社以上にのぼるといわれています。わが国でも2000年6月，旧労働省の発表した「事業場における労働者の心の健康づくりのための指針」ではEAPが重要な社会的資源として明記され，EAPの社会的認知度が高まってきました。

　EAPの組織形態には，①事業所内部に設置される内部EAP，②部外に委託する外部EAP，③両者を併用する混合型EAP，④いくつかの中小企業が連合して外部EAPと契約を結ぶコンソーシアムEAP，などがありますが，近時，内部EAPのみによる方式は減少傾向にあります。また，EAPのサービス内容として島(2001)は，①問題のアセスメントと必要に応じた専門機関への紹介，②危機介入，③短期問題解決法，④モニタリングによるフォローアップサービス，⑤組織のリーダーに対するトレーニング，⑥マネジャー・コンサルテーション，⑦組織に対するコンサルテーション，⑧プログラムの推進と教育，の8項目をあげています。

　　　　　　　　　　　　　　　　　　　　　　　　　(内山喜久雄)

[文　献]
島　悟　2001　従業員援助プログラム　メンタルヘルス研修マニュアルⅢ　健康保険組合連合会

第12章
健康心理カウンセリングの基本

1 健康心理カウンセリングとは

1 健康心理カウンセリングの特徴

　健康心理カウンセリング（health counseling）は，健康心理学の実践分野の1つである。健康心理カウンセリングとは，クライエントが健康についての種々の情報をよく知らされたうえで，自分で自分の行動を決定し，よりよいライフスタイルを築いていけるように，カウンセリングの技法を用いて援助していくことである。
　健康心理カウンセラーは，クライエントの健康に関する問題や症状などを解決し，健康の定義の3側面である心理的，身体的，社会的なウェル・ビーイング（well-being）の達成を援助していく。
　現在行われているカウンセリングの人間観やその基本となる理論にはさまざまなものがあるが，いずれの理論にせよ，基本的には人間尊重の精神が流れている。人間はよりよい方向へ向かって変わり得るも

のであるとして，また，成長可能性をもった存在とし，クライエントに対する信頼感と共感を基盤として行われる。

健康が課題となる場は，学校，職場，医療施設，家庭，地域社会にわたる。その対象となるクライエントは，乳幼児から高齢者まで，ストレスに出会いながらも，あるいはさまざまな問題を抱えながらも生活している人びとである。したがって，健康心理カウンセラーは，その場，その年齢に特有な知識や情報や課題を熟知したうえで，カウンセリングの技法を用いてクライエントのライフスタイルの変容を促進し，QOLを高める援助を行っていくことが必要である。

2　健康心理カウンセリングの目標

健康心理カウンセリングの目標は以下にまとめられる。
①健康の維持・増進と疾病予防に関する問題の解決，行動変容，新しいライフスタイルの獲得をめざす。
②クライエントに生起する体験の促進を援助する(自己評価の上昇，自己効力感の強化，自己実現の動機など)。
③危険因子を軽減し，健康的なライフスタイルをめざした健康増進プログラムを作ることを援助する。

2　健康心理カウンセリングの理論と方法

1　健康心理カウンセリングの3つの理論的立場

健康心理カウンセリングでは，クライエントの主訴に対応して，どのように個人の成長を促すか，人間関係をよりよいものに改善するか，

意思決定するか，問題解決するか，行動およびライフスタイルを変えていくか，というプロセスを重要視する。このプロセスに必要なカウンセリングの理論を3つの方向づけをして分類することができる。それぞれの，①カウンセリングのめざすところ，②クライエントをどのような人であるとみるか，クライエントの作業，③カウンセラーの役割，作業，④技法，を以下に示す。

来談者中心カウンセリング (client-centered counseling)
①プロセス……クライエントが何を感じ，考えているかをもっとも大切にする。個人の成長と対人関係の親和をめざす。
②クライエント……自己成長，健康，社交，自己実現，自立へ向かっていこうとするように動機づけられている。
③カウンセラー……純粋，共感的，受容的である。
④技法……クライエントに，自助(self-help)の動機が高まるような場と雰囲気をつくる。共感的傾聴を行う。

意思決定のカウンセリング (counseling for decision making)
①プロセス……比較的短時間のカウンセリングで，現実的な葛藤を理性的に解決する。クライエントは，理性的な考え方で物事を判断するようになる。
②クライエント……葛藤を体験した後に，他の可能な手段を用いて問題を解決したいという動機が高まり，別の対処法を採用するようになる。
③カウンセラー……クライエントの問題(葛藤)に対する考え方を，理性的な考え方に変えていくように導く。
④技法……構造化面接，質問紙法テスト(ストレス対処法，パーソナリティなど)を用いる。非理性的な思いこみを見つける。ロールプレイング，バランスシート，エンプティチェアテクニック，などを用いて対立する立場を理解したり，どちらの方法が自分に

とってよいのか選択する。

行動カウンセリング（behavioral counseling）
①プロセス……感情，思考よりも，行動の結果を重視する。新しい行動を起こすことや行動変容に焦点をあてる。目標とする行動を達成し，ポジティブなフィードバックを受け，その行動を日常化することをめざす。
②クライエント……問題行動を小さなステップやユニットに分けて，特定の環境への働きかけを行う。めざす新しい行動を発現する。
③カウンセラー……すぐれた観察力を発揮する。特定の行動変容のためのストラテジーを考える。クライエントの目標とする行動を促進し，行動の結果を正しく評価する。
④技法……強化，報酬，消去，シェイピング，モデリング，リラクセーションなどの学習理論，行動理論の原理を用いて，めざす行動を形成する。

2　健康心理カウンセリングに用いられる主要理論

前節で述べた立場にたつさまざまなカウンセリングの理論があるが，健康心理カウンセリングでは，どのような立場にたつカウンセリングの理論でも，健康の回復，維持・増進に役立つものであればそれを採用する。「なぜその行動をとっていたのか」「これからどのようになりたいのか」「感情，思考，行動傾向の変容」など，適切な働きかけを考慮して，用いる背景理論を選択する。

理性感情行動療法（Rational Emotive Behavior Therapy：REBT）
REBTは1955年にアメリカの心理学者のエリス（Ellis, A.）によって提唱された認知行動療法である。
REBTの理論では，人間の心理的なプロセスで，認知の位置づけと，心理的健康と心理的混乱に関して評価的な考え方が果たしている役割

を重要視している。

エリスは，クライエントの心理的問題を把握するために，ABC によるアセスメントの枠組みをあてはめた。"A (Activating event)"はその人に関わる出来事を，"B (Belief)"はその出来事についてのその人のビリーフ（信念）を，"C (Consequence)"は，その人の感情的，行動的反応，あるいはBでの特定のビリーフをもち続けた結果を表している。

非理性的ビリーフ（独断的，絶対的で目標達成を妨げ，「ねばならない」「すべきである」で表現される考え方）を理性的ビリーフ（適切な，その人の目標達成をさまたげない考え方）に変えていくことがREBTの主要な介入技法である。

健康心理カウンセリングでは，不健康な行動のもとになっている非理性的なビリーフを，新しい理性的なビリーフに変え，それに伴う適切な感情，行動を身につけ，そして維持するために，宿題"H (Homework)"を課して，健康的なライフスタイルを獲得していく。

エリスは，欲求不満耐性を上昇させること，世の中の不確かさを受容することなどを健康的な精神の条件にあげている。

交流分析（Transactional Analysis：TA）

バーン（Berne, E.）は，人の姿勢，声音，表情などの観察から，自我状態を「感情と経験の一定のパターンであり，対応する一貫した行動のパターンと直接に関係している」と定義している。バーンによる自我状態は構造的に，親（Parent：P），成人（Adult：A），子ども（Children：C）の3つで説明される。TAは，構造分析，交流分析，ゲーム分析，脚本分析，の4つの分析を行う。

脚本分析では，人生を1つの舞台とみなし，そこで個人が演じる脚本を分析する。幼児期の親との交流を通して得た（早期決断）脚本の中の禁止令を見出し，「なぜその行動をとっていたのか」自分の行動傾向を方向づけているものに気づき，これからの人生を自らコントロー

ルしていく決断をしてそのように脚本を書きかえていく(再決断)。健康心理カウンセリングで交流分析の理論の脚本分析を用いて考えれば，いままでの不健康な生活習慣を，心理的・身体的・社会的に健康になるために役立つ脚本にいつでも自分で書き換えることができるのである。

自律訓練法（Autogenic Training：AT）

　シュルツ（Schultz, J. H., 1928）によって開発された心理生理的なセルフコントロール技法であり，段階的に標準練習を進めることによって，弛緩，沈静，自律神経系の安定などの方向に心身全般が変換した状態が得られるように構成されている。一般的な自己弛緩法，ストレス緩和法，疲労回復とエネルギー蓄積など，心身の健康維持・増進法として普及している。新しい行動を段階的に達成していくときに，いままで体験していた不安や緊張を緩和するために併用する。

　カウンセリングのプロセスで，クライエントが自分の感情や思考をどの程度正確に認識しているのか，カウンセリングによって新たに得たものを本当に受け入れているか，それらを見定めるためにも，自律訓練法は非常に有効であると考えられる。自律訓練は，ストレス耐性を強め，ストレッサーの影響を小さくする効果があり，さらに受動的注意集中下で気づきが起こる。また，カウンセラーにとっても，自分の歪みや思い込みを取り去ってクライエントに向き合うために有効である。

3　健康心理カウンセリングのプロセスと効果

1　健康的な生活習慣をつくる

　問題行動の防止，生活習慣病の予防，健康的な生活習慣をつくるために，カウンセリングのプロセスで自発的な行動変容を促す以下の手順を援助していく。カウンセリングを進めていくうえで必要なアセスメントも適時使用する。
　①セルフモニタリング……自分の行動の記録をつけ，問題行動を特定する。
　②目標設定……行動変容の目標を明確にする。
　③刺激のコンロール……行動を規定していた刺激のコントロールをはかる。
　④自己強化……行動の達成に対して報酬を与える。
　⑤行動リハーサル……イメージの中で新しい行動を行ってみる。

2　カウンセリングの効果

　健康心理カウンセリングのプロセスでは，問題を解決し，さらに成長過程に進んでいく。以下のような効果が生じる。
　①不安感，緊張感が低減して，リラクセーション，安全感が増加する。
　②問題の見方を検討して，認知の変容が起きる。
　③信頼感（自己，他者に対する）が上昇する。
　④自己像，自己評価が上昇する。

⑤自己効力感が強化される。
⑥チャレンジする意欲がわく。
⑦自己成長，自己実現をめざす。

　カウンセリングのプロセスで，自己評価を高めることと自己効力感を発揮していくことが，重要になる。ラザルス (Lazarus, R. S.) は彼のストレス理論の中で「自己評価の高い人は，ストレス体験の後に肯定的な健康が続き，低い自己評価をもっている場合には，ストレス体験の後に疾病の増強が続く」と述べている。

　バンデューラ (Bandura, A.) が提唱している自己効力感は，自信や意欲の効能であり，達成や対処への可能感である。力強い自己効力感をもつ人は，自分の能力をうまく働かせて困難に立ち向かい，さらに一層努力していくようになる。自分にできること，自分がやりたいと思っていることについて自分が描いたイメージとその実現可能性への期待(個人の認知的過程)，すなわち，自分にはこのようなことがここまでできるのだという考えをもつことが，健康行動を実践するとき，不健康行動を変えるときの大きな力となる。

　健康心理カウンセラーは，カウンセリングのプロセスで健康問題に関して以上のような諸点を強化することを援助していくのである。

3　ポジティブな資質の発見

　人間は長所によって成長する。カウンセリングのプロセスで，個人のポジティブな肯定的な資質を見出し強調することは，クライエントに個人的活力を与えることになる。カウンセリングのプロセスでは，クライエントの困難や弱い部分に焦点をあてがちであるが，健康心理カウンセリングでは，ポジティブな資質を引き出すことによってクライエントの人格的成長の基盤をつくることになる。問題の矯正に焦点をあてていく医療モデルと比較して，人間の成長する力に焦点をあてていくのが心理・教育的な介入の健康心理学モデルである。健康心理

カウンセリングは，カウンセリングの技法を用いて，人間のポジティブな部分に焦点をあて，それを広げ，強め，病んだ部分と置き換えていく姿勢をとっている。健康心理カウンセラーは，健康をめざしてクライエントが行動変容を起こすことを，励まし，見守り，促進していく役割をもつのである。

文 献

Bandura, A. 1982 Self-efficacy mechanism in human agency. *American Psychologist*, **87**, 122-147.
Berne, E. 1961 *Transactional analysis in psychotherapy.* New York：Grove Press.
Ellis, A. 1994 *Reason and emotion in psychotherapy.* Revised and Updated. New York：Birch Lane Press.
エリス A.・ドライデン W. 稲松信雄・重久 剛・滝沢武久・野口京子・橋口英俊・本明 寛(訳) 1996 REBT入門――理性感情行動療法への招待―― 実務教育出版
(Ellis, A., & Dryden, W. 1987 *The practice of rational-emotive therapy.* New York：Springer.)
Lazarus, R. S., & Folkman, S. 1984 *Stress, appraisal, and coping.* New York：Springer.
野口京子 1998 健康心理学 金子書房
Schultz, J. H., & Luthe, W. 1969 *Autogenic Methods*.Vol. 1. New York：Grune & Stratton.

《 topics 》
❖ マインド・コントロール研究と価値観

　マインド・コントロールに関する問題を社会心理学の立場から精力的に研究している西田（1995）によれば，マインド・コントロールとは社会心理学的操作のシステム的な応用であると考えられます。そしてその背後には，私たちにとってビリーフならびにビリーフシステムが人生で重要な役割を果たしており，それらの形成や変化には現実性と価値性の要因が層をなして構造化しているという現象があると考えられます。これらの研究を西田は，研究対象者に対する内部資料の収集や非構造化面接，構造化面接，質問紙調査といった技法によって展開しました。

　マインド・コントロールの研究は，価値観の問題と密接に結びついています。西田（2000）によれば，民事裁判では，ある側にはマインド・コントロールを認めさせることが勝訴につながるし，片方の側には敗訴につながるというように，その現象の実在を説明すること自体が，ある人びとには強く望まれ，また別の人びとには強く望まれないという現象が起きています。

　研究者の抱える価値観や取り上げる問題自身が抱えている社会的価値観の問題は従来の心理学では，積極的に取り上げられてきませんでした。しかしマインド・コントロールに関する問題や，環境問題，ジェンダーの問題，貧困問題など現実の社会場面と深く関わりのある問題は，価値観の問題と切り離して考えることはできません。たとえば西田（2000）は，「社会心理学の研究では，いかなる価値目的で現象を記述しようとしているのかを，研究者は積極的に自認することが大切だと思う」と述べています。

　もちろん研究の科学的客観性や中立性の大切さは言うまでもありません。その上で，誰のために，どのような立場で，何のために研究を行うのかということを自他共に明らかにすることはこれからの私たちに求められる要件の1つかもしれません。私たちの現実生活や社会問題とも密接した問題を扱っている健康心理学もその例外ではありません。このようにマインド・コントロールに関する問題とは，研究者と社会的価値観との関係性を問う典型的な問題であると考えることができます。　　　　　　　　　　（高橋　直）

［文　献］
西田公昭　1995　マインド・コントロールとは何か　紀伊国屋書店
西田公昭　2000　「マインド・コントロール」現象　尾見康弘・伊東哲司（編著）　心理学におけるフィールド研究の現場　北大路書房

第13章
健康心理学の将来展望

1 これまで健康心理学で行われてきた研究の問題点

　健康心理学という新しい研究分野がアメリカで発足してからおよそ30年，日本で約15年になる(2002年現在)。折からの世界的な健康ブームにも乗って，この分野の研究は急速に進展した。その間の研究分野の拡大と深化の歴史，ことに日本のそれについては紙幅の関係で詳細を省くが，興味のある方は木下(1989，1990)のレビューをはじめ，日本健康心理学会(1998)，それに本基礎シリーズ所載の諸論文を参照してほしい。

　だがこれらの研究を通覧して気がつくのは，日本の健康心理学で扱っているテーマが，ストレス，心理的適応，タイプA的行動，精神的健康など，臨床心理学的な問題にウエイトがおかれ，折角の広大な分野が扱いきれていないことである。かつてアメリカで健康心理学が産声をあげたきっかけが，メンタルヘルスに重点をおきすぎたことへの反省であったという教訓が，わが国では生かされていないのが残念である。

　その原因は，日本健康心理学会の設立に関わったメンバーが臨床畑

の研究者に多かったこと，発足からの歴史がまだ浅く，研究の絶対数が不足していて，領域をカバーしきれていないこと，などに基づくのであろう。しかし今後の学界の発展を考えたとき，このままではいずれ限界がくると思う。この節では，これまで比較的放置されていた問題点のいくつかを指摘しておくことにしたい。

健康概念の再吟味

　まず考えなければならないのは，学問の出発点である健康概念の再吟味である。というのは，健康心理学者も含めて世間の人びとは，健康は善であり，誰もが望む絶対的な価値と無邪気にとらえているようにみえるからである。だが問題はそれほど単純ではない。

　なぜなら，前から私が主張してきたように（木下，1990，2000a），健康はあくまで手段であって，それ自身が目的ではないからである。私たちの目的は平和とか愛とかもっと崇高なものであって，健康は，その目的を達成する手段の1つにすぎない。それを忘れて健康それ自体を目的化してしまうと，"健康教"とでもいうべきファナティックな擬似宗教になってしまう。過度の清潔志向，行きすぎた健康食や健康グッズ，無理に続けるジョギングなど，現在の健康ブームのかなりの部分は，健康を自己目的化した"健康不安症候群"とでもいうべきものではないか。そして極端な言い方が許されるなら，あらゆる人びとは健康の権利だけではなく，不健康の権利だってもっているのである。人類の文化は健康な風土の中からのみ出現したのではなく，哲学や文学，芸術など，むしろその正反対の風土，つまり汚濁，退廃，絶望といった，不健康そのものの世界から出現することが少なくなかった，という事実を無視するわけにもいくまい。

　もう1つ留意すべきことは，健康はあくまで相対的な概念であることだろう。というのは，人間が一番元気なころの青年期を基準に健康を定義すれば，それ以外の高齢者や障害者は，すべて不健康ということになるからである。健康とは年齢や障害に応じた相対的なものであ

って，絶対的な健康なるものはこの世の中に存在しないことを理解してほしい。その点に関係して重要なのは，病気はその原因論，症状論から明確に定義できるが，健康の定義はもともと不可能なのではないか，ということである。この問題提起は，かねて哲学の身体論の立場からなされていたし（木下，1990），リスク学においても，リスクは定義できるが安全は定義できないという形で議論されている（木下，2005）。だがこれまでにつくられた各種の健康指標は，この問題にあまり注意を払っていないのではないか。

どこまでの健康なら健康か

　上に述べたことは，健康心理学の目標関数とただちに関係する。つまり私たちが扱う健康心理学は，何を達成目標とすべきなのかという問題である。言葉を換えると，私たちは，どこまでの健康を追い求めればよいのだろうか。

　この問は，リスク学でしばしば発せられる，「どこまで安全であればよいか：How safe is safe enough?」という問と同じ意味をもつ。すなわち"How health is health enough?"である。リスク学でいう"許容リスク"の概念を援用すれば，"許容不健康"のレベルをどこにおくかということであろう。

　この問は簡単なようで難しい。心身ともに充実していて，輝くばかりの状態のみを健康と定義する人はさすがに少ないだろうが，では，大きな病気をしないというささやかな状態が確保されれば健康といえるのか，健康診断で問題なしといわれることが健康なのか，寿命を全うすることが健康なのか，ストレスに強いことが健康なのか，心理的に適応していれば健康なのか。また，これらさまざまな健康をすべて充足しないと健康とはいえないのか，それともどれか1つを充足するだけで健康といえるのか。"一病息災"は健康とはいえないのか。

　健康心理学は，この問に答える義務がある。そしてこれらの問に答えられない健康心理学者は，健康心理学者とはとてもいえないだろう。

しかもこれは決して哲学的な問ではなくて，理論上の，また実践上の問いかけなのである。

QOLと身体的健康のトレードオフ

　喫煙は，健康心理学者にとっては目の敵とされている。だが果たして，そんなに単純な答えを出してよいのか。たとえば喫煙者にその害を説明したとき，よく返ってくる答えにこういうものがある。「喫煙によって肺癌になり寿命が数年短縮したとしても，ボケ老人になって長生きするよりはマシである。それよりは思う存分たばこを吸って，人生を楽しみたい」

　この回答は，言葉を換えるとQOLと身体的健康のトレードオフといえよう。生きがいという心の価値を選択するか，それとも寿命という生物的な価値を選択するかの問題である。そしてこの選択は単純ではない。健康心理学者は，どちらの選択を勧めるのだろうか。そしてこの問は，前項で述べた健康の目標と関係してくる。

　同じ問題は，脳死・生体移植の場面にも登場する。私たちの研究によると（木下・竹西，1994，1995），脳死・生体移植の是非についての判断は，さまざまな要因によって支配されていて単純ではないのだが，その1つに，自分自身に対する判断と，愛するものに対する判断が正反対になりやすいという問題がある。つまり，自分は生体移植までして無理に長生きはしたくない。しかし愛する者のためならば，もらえるものであれば生体移植して長生きさせたい。だが，他人から要求されれば，自分の臓器は差し上げてもよいが，愛する人のそれを提供するには抵抗がある，というわけである。

　この場合も寿命とQOLのトレードオフではあるが，その価値次元が自分自身と愛する者とで異なるわけで，喫煙に比べて問題はさらに複雑である。健康心理学者は，この問にどう答えるべきなのか。これは，個人の人生観の問題だと逃げてしまうわけにはいかない。

ストレスは悪いことか

　ストレス研究は，最初に述べたように，健康心理学の中心的テーマの1つである。ストレスに満ちた現代社会の中で，このテーマはそれなりに重要な意義をもつことは十分理解する。しかしあえていわせてもらうと，ストレスはそれほど悪いことなのか。"ストレスに満ちた現代社会"という表現が自明の理としてよく語られるが，本当にストレスは昔に比べて増えているのか。

　そもそも，どのような客観的指標をもとにして，社会レベルのストレスの強さを論じているのだろう。テクノストレスなどという言葉が，実態のはっきりしないまま安易に使われていないか。意地悪い言い方をすれば，社会のストレスはそれほど増えていないのに，人間側のストレスへの抵抗力が落ちたということは考えられないのか。過度の健康への傾斜が抗菌グッズを生み出し，結果として人びとの雑菌への抵抗力を失わせたのと同じような因果は考えられないか。

　またストレスは悪者扱いにされることが多いが，ストレス＝悪という発想は，たばこ＝悪と同様に，健康＝善というステレオタイプ的な発想と表裏をなすものであろう。だが適当なストレスは，肉体的にも精神的にもかえって人間を活性化することをもっと考慮すべきだと思う。近年，その方向からの研究もなされていることは知っているが，かつて池内（1971）が社会的葛藤の問題として論じたように，この視点はもっと積極的に取り上げてよい。結局このあたりの議論は，1項で述べた相対的な健康とか，2項で述べた"許容リスク"という考え方に戻ってくるだろう。

　いずれにしても，ストレスのコーピングやサポートの研究も大切だが，それとともにストレスを楽しんだり，笑い飛ばしたりするタフさ，それを契機として自己の向上へつなげるしたたかさなど，ポジティブ面の研究が必要ではないだろうか。

閉じた系から開いた系への研究へ

　健康心理学の研究をみていると，対象の扱い方がいささか狭い気がする。つまり対象の切り取り方が，こじんまりとした"閉じた系"の範囲に終わっている。もっと具体的にいうと，健康を個人の個別的な健康問題に局限していて，それを囲むシステムとしての健康に目が届いていない。もっともこれは健康心理学だけの問題だけではなく，実は私が専門とする社会心理学もそうなのであるから，無理はあまりいえない（木下，2001）。

　しかしそれでは，健康という，折角の広大で魅力的な分野の一部分しか扱いきれていないことになる。それに閉じた系の中では，因果の読み方を誤ることも少なくない。

　閉じた系から開いた系への展開の第一歩は，対象の背景である社会的要因にもっと目を配り，その中で対象を時間的・空間的に位置づけ直すことである。いじめ，食行動異常，校内暴力といった反社会的，非社会的行動をはじめ，先述したストレス問題や生活習慣病など健康心理学で扱う問題の多くは，個人的要因だけではなく，社会的要因が深く関わっているのが普通だからである。

　だとすれば，制度的・文化的・経済的・歴史的要因など，社会的要因をもっと取り入れた，システム的な研究計画を立てた方がよいのではないか。たとえば生活習慣病の問題も，直接的な食材やライフスタイルとの関連を扱うだけではなく，その背後にある世界的な流通システム，経済発展段階，食資源の生産・加工の実態，それに食をめぐる社会的・文化的価値観の変動などに目を配らなければ，適切な政策提言など絶対にできないだろう。

　このような批判に対しては，開いた系として対象を扱うのは要因の統制が難しいとか，変数が多すぎて自分の手に余るとか，言い訳はいくつもあると思う。すべての研究が，開いた系の中で扱わなければならないとまでいうつもりはないが，時にはこうした問題に目を向けるチャレンジングな研究者が出てきてもよいのではないか。健康心理学

は役に立つ学問であると世間から評価されるには、この開いた系からの発想が不可欠なのである。なおこの問題については、次節でもう一度触れたい。

2　これからの健康心理学に課せられた研究分野

研究分野と実践分野の拡大

前節で述べてきたように、日本の健康心理学はまだまだ発展途上である。これまでに行われてきた研究は、質的な問題点とともにカバーすべき領域が量的にも不足している。では今後、どのような研究分野を発展させるべきか。この問題については、すでにストーンら(Stone, G. C. et al., 1979) が示唆し、それを受けて木下（1990）が敷衍した研究領域があるので、それが参考になるだろう。

ストーンや木下によると、健康心理学がカバーすべき領域は大きく分けて5つあるという。第1は、健康を促進する医療活動の実践主体である健康エージェントの領域、第2は、その対象である健康目標の領域、第3は、健康を阻害する危険因子の領域、第4は、健康増進に用いられる健康資源の領域、そして第5は、以上全体を包括する健康文化の領域である。

第1の領域に属する具体的な研究分野としては、たとえば医療決定過程、医療コミュニケーション、医療診断の認識・推論過程、長期入院患者や手術前の患者などに対するケア、医療組織内のコミュニケーションや人間関係、看護師、管理栄養士を含めた医療関係者の教育システム、医療建造物や機器の人間工学、行政府の健康政策への提言などがあげられよう。

第2の領域の研究としては、精神身体医学的な問題、性格特性、身体の異常変化が行動に及ぼす影響、病気の原因帰属、医療リスクの認

知，身体症状の認識論，健康に対する知識や態度の学習，治療過程への適応，患者としての役割行動，健康増進のライフスタイル，病気への過度の不安や心理的没入，高齢者やジェンダーの健康問題，などがある。

第3の領域としては，OA機器・労働環境などがもたらすストレス，偏った食生活，健康食品の乱用，不適切なダイエット，危害に対するリスク・ベネフィット認知，自然災害への不安除去，環境破壊物質による汚染，喫煙・飲酒・麻薬などの習慣形成，などがあげられる。

第4の領域として，高齢者・長期療養者・難病患者・末期患者に対するケアシステム，子どもの健康な遊びや地域活動を促進する基盤整備，それと関係していわゆる"関係資本 (social capital)"の充実，合理的な産児制限法の普及，欠損家族の社会的保護，自殺やいじめ，PTSD (Post Traumatic Stress Disorder) などに対する相談システム，公共的な健康・医療問題や社会援助システムに対する世論の喚起や社会運動などがある。

最後の第5の領域としては，社会における病気観・健康観・健康イデオロギー，バイオエシックス (bioethics)，病気や患者に対する偏見，向社会的規範の形成，健康産業の功罪，経済発展と健康，極地・深海・宇宙など苛酷な環境下での健康，まとめていえば文化や環境と健康の関係などがあげられる。

さて以上のトピックスを通覧すると，健康心理学の領域が想像以上に広大であること，その中で手をつけられているトピックスがきわめて少ないことが改めて感じられよう。しかもこれらのトピックスの必要性は，10年以上も前から指摘されてきたにもかかわらずである。ともあれ，日本の健康心理学で扱ってきたトピックスが，前節で述べたように，個人的な健康という，せまい範囲に限定されていたことが改めておわかり頂けたと思う。

周辺学問分野との連携——学際学としての健康心理学

　健康心理学の領域がこれほど広いものだとすれば，その全領域をカバーするにはせまい意味での健康心理学だけでは難しい。そこで出てくるのが，周辺学問分野との連携，すなわち学際的な研究である。もちろんこれまでも，そのような試みがなかったわけではない。しかしそこで連携した学問分野は，医学とか栄養学，それに看護学や体育学など，生物系の学問分野が中心であった。

　だがこれからの発展に必要なのは，もっと異質な学会との連携である。たとえば社会心理学などは，まず最初に考えてよい連携先であろう。というのは，先に述べたように，健康問題の背後には，必ずといってもよいほど社会的・文化的な要因が絡んでいるからである。先にあげたトピックスのかなりの部分が社会心理学絡みのものであったし，事実，アメリカの健康心理学者の中には，社会心理学出身の者が数多い。

　またリスク学も，健康心理学と関係する問題が多く，学際的研究が期待される分野である。たとえば最初に述べた許容リスクという概念をはじめ，リスクマネジメント，生物的リスクと心理的リスク，リスク認知のバイアスなどといったリスク科学でしばしば用いられる概念は，"リスク"の部分を"健康"と置き換えるだけで，そのまま通用するであろう（木下，1997，2000b，2000c，2002）。

　このほかにも，インフォームド・コンセント（informed concent），自己決定権，知る権利，情報公開，身体論など思想的な問題を巡る議論は，法哲学，法思想，倫理学，哲学などの領域との協力が欠かせない。

　さらに医療経済学や計画政策学などとの連携は，健康心理学を政策提言レベルにまで引き上げようとするなら，これも必要不可欠の分野であろう。

実践に向けての方法論——工学としての健康心理学

　健康心理学を単なる机上の学問に留めず，現実の世界に通用する実

用性を期待するなら，それにふさわしい方法論を必要とする。それは"工学"としての健康心理学である（木下，2000d, 2001）。

　"工学"という言葉は"力学ないし理学"と対比的に使われる概念であって，場合によって両者は"実学"と"虚学"，"臨床学"と"基礎学"と区別されることもある。

　工学と理学の違いはその研究分野にあるのではなく，方法論の違いにある。すなわち，①理学では，その主要な目的が，独立変数と従属変数の間にどのような関数関係があるのかを明らかにすることであるのに対し，工学では，独立変数によって目的変数がどのように"最適化"できるかを主要な目的とする。つまり対象をシステム的にとらえる。②目的変数の最適化に際しては，工学の場合は価値観が入らざるを得ないが，理学では価値フリーで研究できる。③目的変数の最適化には工学の場合，コスト／パフォーマンスの発想が入らざるを得ないが，理学の場合はあまり考慮されない。④工学の場合は戦術解と戦略解を使い分けることが多いが，理学の場合はそのような発想を取らない。

　以上に述べたように，理学と工学の間には，その方法論にかなりの相違がある。よく誤解されるように，工学は，理学の現場への単なる"応用"とか"実践"では決してないのである。両者は学問における車の両輪であることに気づいてほしい。

　ところがこれまでの研究を見るかぎり，健康心理学の研究はかなり"理学"的なそれに偏っている。それはそれで否定するつもりはないが，健康心理学の本来の目的は，学問成果をもとに国民の健康を向上させるところにあるのではないか。つまり健康心理学は，もともと"工学"志向の学問の性格が強いと思う。だとすれば，健康心理学は"理学"だけではなく，"工学"という明確な方法論をもって研究を進めるべきであろう。またそれがないと，「健康心理士」という技術資格の意味がない。今後の健康心理学に期待される最大の目標の1つがそれである。

文　献

池内　一　1971　コンフリクトの社会心理学　年報社会心理学, **12**, 8-35.
Kinoshita, T.　1989　Health psychology in Japan. *Applied Psychology : An International Review*, **38**(4), 379-395.
木下冨雄　1990　健康心理学の現況　心理学評論, **33**, 3-34.
木下冨雄　1997　科学技術と人間の共生——リスク・コミュニケーションの思想と技術——　有福考岳(編著)　環境としての自然・社会・文化　京都大学学術出版会　Pp.145-191.
木下冨雄　2000a　食生活と健康　木下冨雄(編)　これでよいのか日本の食事——世界の中の日本の食文化——　甲子園大学公開シンポジュウムシリーズ1　学会センター関西/学会出版センター　Pp.1-21.
木下冨雄　2000b　不確実性,不安そしてリスク　日本リスク研究学会(編)　リスク学事典　TBSブリタニカ　Pp.13-15, 39.
木下冨雄　2000c　リスク認知とリスク・コミュニケーション　日本リスク研究学会(編)　リスク学事典　TBSブリタニカ　Pp.1-21, 260-267, 300.
木下冨雄　2000d　工学としての社会心理学——JCO事故を素材として——　吉川弘之・安西裕一郎ら(編)　岩波講座現代工学の基礎　月報　岩波書店　No.5, 1-3.
木下冨雄　2001　この40年間に社会心理学は進歩したか——ではこれからの40年間は？——　日本社会心理学会第42回大会記念講演
木下冨雄　2005　リスクのマネジメント　木下冨雄(編)　甲子園大学　公開シンポジウムシリーズ3　リスクに備える　ナカニシヤ出版
木下冨雄・竹西亜子　1994　脳死の社会的受容1, 2　日本心理学会第58回大会発表論文集　Pp.152-153.
木下冨雄・竹西亜子　1995　脳死の社会的受容3, 4　日本心理学会第59回大会発表論文集　Pp.152-153.
日本健康心理学会(編)　1998　健康心理学辞典　実務教育出版
Stone, G. C., Cohen, F., & Adler, N. E., (Eds.)　1979　*Health psychology : A handbook——theories, applications, and challenges of a psychological approach of the health care system.* Jossy-Bass Publishers.

《topics》
❖女性の健康

「おめでとうございます。元気な男の子ですよ」「おめでとうございます。かわいい女の赤ちゃんです」。子どもが産まれた後，母親や家族が最初に耳にすることばです。人間は生まれると同時に，性が規定され，性別の枠組みの中におかれます。これは，他者の人物評価や本人の行動決定など，日常生活上，性別は大きな影響をもつためといえます。性に伴う形容詞も，社会的のぞましさがすでに付加されているものが多くみられます。

女性と男性の本質的な相違は，妊娠・出産の機能と，月経周期という周期性の存在といえます。周期性の存在は，成熟した女性の特質であり，身体的な側面のみでなく，精神的および社会的側面など生活全般に影響を及ぼしています。歴史の中で，月経は長い間タブー視されてきましたが，月経を健康な女性の証ととらえることは，女性としての自己の受容，母性の発達，性の発達など，心身の健康の重要な鍵の1つといえます。

また，社会においては男女平等が叫ばれ，女性のキャリア進出が進みつつあります。しかし，女性であることにより，いまだに発言や活動に社会的圧力を受けるなど，多くの制約があり，男性と比較して日々の葛藤が多いといわざるをえません。中学生の男子の約7割は自分の性を受容しているのに対して，女子は約5割にすぎません（「児童・生徒の性」東京都幼稚園・小・中・高・心障性教育研究会　学校図書　1999）。社会的活動においても，男女の平均賃金格差は，毎年わずかに改善されてはいるものの，1999年の資料で，男性：女性＝100：64.6　となっています。さらに，管理職の女性占有率は1割程度でしかありません（平成12年版　女性労働白書　21世紀職業財団）。女性の自己実現への道はとても険しく，このような現実の中で，健康志向の社会的風潮にもかかわらず，若い女性の喫煙率だけは増加し，アルコール依存症についても1割は女性が占めています。重度の拒食症や過食症の9割は女性であり，スリムな外見上の美しさを維持し，自己抑制して他者への配慮を優先するような，社会の求める「女性らしさ」に合わせようという強いストレスにさらされている結果ともいうことができます。朝日新聞（2001年12月17日付）の記事によれば，女子中学生の7割以上が，やせたいと考えており，ダイエットのために，食事を抜いたり，吐いたりしている生徒もいました。

女性が健康に，生き生きと日々を過ごすためには，まだ解決すべき多くの課題があります。

（森　和代）

索 引

[あ]

アイゼンク・パーソナリティ検査 62
アイデンティティ 20, 25, 168
アセスメントの対象 152
アセスメントの目標 152
アラメダ郡研究 85
REBT 184
アルコール 101
安全配慮義務 97
EAP 179
胃潰瘍 125
意思決定のカウンセリング 183
痛み 116
一般適応症候群 47
EPQ 62, 66, 69
飲酒 63, 85, 96, 117, 167, 198
インフォームド・コンセント 173, 199
ウェル・ビーイング 181
運動 63, 90, 96, 117
運動療法 124
HIV 131
H因子 62
HBM 78
HRQoL 63, 70
栄養 98, 169
SRRS 54
SSQ 140
SST 149
LOC 141
LCU 7, 52, 54
オタワ憲章 82, 164

[か]

概念 17
潰瘍性格 125
カウンセリング 159, 173
家族療法 123
空の巣症候群 168
癌 64, 83, 111, 120, 127, 146
患者・障害者行動 75
癌の発生 112
観察学習 16
冠状動脈性心疾患 67, 117, 127
記憶 17
基準 155
喫煙 63, 85, 96, 103, 114, 117, 167, 194, 198
喫煙と健康 103
基本的生活習慣 166
QOL 65, 115, 128, 137, 173, 182
QOLと身体的健康のトレードオフ 194
狭心症 117
虚血性心疾患 117
許容リスク 193, 199
クオリティ・オブ・ライフ 115
禁煙法 106
計画的行動理論 79
結果期待 80
健康 6, 192
健康因子 61
健康を促進するパーソナリティ 62, 64
健康をつくるパーソナリティ 63, 67
健康教育 86, 101, 124, 158, 163
健康教育の方法 173

203

健康教育プログラムの作成と評価　174
健康行為過程アプローチ　80
健康行動　75, 89
健康習慣　5, 85
健康習慣の形成　83, 166
健康信念　76
健康信念モデル　78
健康心理アセスメント　151
健康心理カウンセラー　181
健康心理カウンセリング　181
健康心理カウンセリングのプロセス　187
健康心理カウンセリングの目標　182
健康心理学の公式定義　10
健康心理学モデル　188
健康的な生活習慣　187
健康増進行動　55, 75
健康に関わる生活の質　70
健康に役立つパーソナリティ　62
健康日本21　173
健康の定義　6
健康不安症候群　192
健康リスク因子　83
健康リスク行動　86
健康リスク知覚　80
高血圧　41, 54, 117
構造化面接(法)　117, 156
行動カウンセリング　184
行動系　39
行動習慣の形成　15
行動変容　100, 164, 176, 184, 187
行動目録法　156
行動療法　16
合理的行為理論　79
交流分析　185
心と体　3
コーピング　48, 50
コーピングストラテジー　51

コンプライアンス　122, 145, 173

[さ]

惨事ストレスカウンセリング　60
三大生活習慣病　127
CHD　67, 117, 119
ジェンダー　107
自己効力(感)　63, 65, 67, 70, 76, 80, 188
自己実現　25
自己実現の過程　23
失感情症　62, 125
失体感症　125
実現傾向　26
疾病因子　61
疾病誘発行動　66
疾病予防　89
質問紙調査法　156
児童虐待　29, 169
社会的コンボイ　138
社会的再適応評価尺度　52
社会的支援　9, 72, 135
社会的スキル訓練　56
社会的認知モデル　77
社会的ネットワーク　134
従業員援助プログラム　179
集団基準　155
主観的健康感　8, 70
主観的統制感　79
受療行動　75
生涯発達段階　165
消化性潰瘍　39, 54, 124, 126
状態・特性怒り表現検査　70
食餌性肥満　99
食事療法　122, 124
食習慣　85
職場のメンタルヘルス　97
終末期医療　128

自律訓練法　56, 126, 186
自律神経系　35, 39
心筋梗塞　64, 120, 128
神経系　31
神経症　22
心疾患　83
心身症　54, 125
心的外傷後ストレス障害　7, 60
信頼性　153
心理学的健康の研究　26
心理社会的ストレッサー　52
心理社会的ストレス　71, 114, 125
心理的健康　25
心理的ストレス理論　48
睡眠　169
睡眠障害　110, 116
ストレス　12, 39, 45, 66, 126, 136, 167, 191, 195, 198
ストレス価　48, 52
ストレス緩和法　127, 186
ストレス対処　8, 86
ストレス耐性　186
ストレス反応　45, 49
ストレス病　35, 39, 145
ストレスマネジメント　55, 175
ストレッサー　45, 48, 136
ストレッサーの経験　49
生活習慣　15, 63, 82, 111, 117, 121, 172
生活習慣の改善　167
生活習慣の形成　15
生活習慣病　4, 83, 88, 111, 121, 146, 168, 196
生活変化ユニット　7
性行動　107, 131, 167
精神分析　20, 24
精神神経免疫学　137
成長動機　26

西部共同研究　118
世界保健機関　6, 160, 163
漸進的筋弛緩法　57
セルフコントロール技法　186
相対評価　155
ソーシャルサポート　135
ソーシャルサポート・システム　135
ソーシャルサポートの機能　135
ソーシャルサポートの測定　139
ソーシャルサポートのネットワーク　138
ソーシャルスキル・トレーニング　149

[た]

対処の概念　50
代替療法　115, 144
態度モデル　79
大脳皮質　32
タイプA　67
タイプA行動　9
タイプA行動パターン　51, 115, 118
タイプAパーソナリティ　66
タイプC行動パターン　104
タイプCパーソナリティ　67, 69
タイプB行動パターン　67, 118
妥当性　154
WHO　6, 82, 160, 163
単純性肥満　99
中枢神経系　31, 32
通理論モデル　81
D因子　64, 65, 67
定期健康診断　84, 88, 124
TA　185
DSM-Ⅳ　153, 160
適正体重　85, 96
DV　43, 170
統制の位置　51
糖尿病　121, 127, 146

トータル・ヘルスプロモーション・プラン　171
ドメスティック・バイオレンス　43, 169

[な]

内分泌系　33, 39
日本健康心理学会　11, 145
人間主義心理学　25
人間生活の質の改善　5
認知　17
認知行動療法　55, 63, 70, 184
認知的評価　48, 57
認知療法　56, 116
眠り　95
脳血管疾患　83, 119
脳卒中　41, 64, 119, 127
脳波　95
ノンレム睡眠　96

[は]

パーソナリティ　21, 72, 103
パーソナリティ特性　8, 61, 68
発達段階　19
ハーディネス　50
バーンアウト　141, 173
バーンアウト症候群　141
非構造化面接　156, 190
PTSD　7, 60, 198
ヒト免疫不全ウイルス　131
肥満　83, 91, 123, 167, 169
病気回避行動　75
病気対処行動　75
病気予防行動　75
標準化　155
標準検査　155
標準得点　155
評定尺度法　156

フィークス　175
フラミンガム研究　118
プレシード・プロシードモデル　174
ヘルスケア・プロバイダー　142
ヘルスサイコロジストの活動領域　145
ヘルスサービス　142
ヘルスプロモーション　82, 164
ヘルス・ローカス・オブ・コントロール　81
防衛機制　50
保健体育　170
ポジティブ心理学　14
ホメオステイシス　34, 50
ホリスティックヘルス　166

[ま]

マインド・コントロール　190
末期癌患者　116
末梢神経系　31
慢性疾患　127
慢性身体疾患　64, 66
慢性痛　116
MIDORI理論　175
無意識　22
免疫系　36
面接調査法　156
メンタルヘルス　171, 191
目標基準　155
モデリング　16

[や]

薬物療法　126
ユーモア　74
良い健康習慣づくり　83
予防行動　83
予防の介入　57
予防的認知行動療法　69

予防動機づけ理論　80
予防要因　114

[ら]

ライフイベント　52,54
ライフサイクル　25
ライフスキル　86
ライフスキル教育　176
ライフスタイル　4, 82, 85, 114, 164, 182, 196
ライフスタイルの改善　171
ライフスタイルの獲得　86

来談者中心カウンセリング　183
リスク要因の低減　84
理性感情行動療法　184
リハビリテーション　84
リビドー　21
良好な健康習慣　85
良好な生活の質　63
リラクセーション　115
リラクセーション技法　55,56
レム睡眠　96
ローカス・オブ・コントロール　141

健康心理学概論 健康心理学基礎シリーズ①

2002年 5 月10日　　第 1 版第 1 刷発行
2020年12月10日　　第 1 版第10刷発行

|編　　者|日本健康心理学会|
|発 行 者|小　山　隆　之|

発 行 所　　㈱実 務 教 育 出 版
　　　　　　東京都新宿区新宿1-1-12　〒163-8671
　　　　　　電話　（編集）03-3355-0921
　　　　　　　　　（販売）03-3355-1951
　　　　　　振替　00160-0-78270

組　版　　株式会社 タイプアンドたいぽ
印　刷　　壮光舎印刷 株式会社
製　本　　ブックアート

乱丁・落丁は本社にておとりかえいたします。

Ⓒ2002　　検印省略　　ISBN 978-4-7889-6091-6 C3011　　Printed in Japan